身體喜歡你這樣睡

睡眠心理師為所有人打造的好眠方案

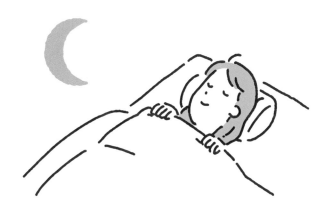

吳家碩、楊建銘 ——著

推薦序

睡眠需要因材施教，隨身體的喜歡

臺灣生活型態醫學會理事

奇美醫院睡眠中心主任

ICU醫生陳志金

　　人生有三分之一的時間必須要花在睡眠。睡眠不足，無論是質或量，都會對我們的身體、工作、學習、人際關係，甚至是人身安全造成很大的影響。更可怕的是，睡眠不足的影響是會累積的，也會形成一個惡性循環，長遠下來，會造成心血管疾病、糖尿病、肥胖、免疫力下降、認知功能下降等問題，你不可不知。

　　根據台灣睡眠醫學學會2023年發布的「睡眠困擾與健康影響大調查」統計，受訪者有近三成認為自己因為睡不飽而在白天經常感到嗜睡，有近兩成的受訪者會使用安眠藥，而有近三成的受訪者是以滑手機、滑平板的方式來助眠。這顯示，「睡不飽」的問題相當嚴重，但是民眾似乎並不知道如何應對！與其自己亂摸索、亂購買所謂的助眠產品，何不尋求專業的睡眠處理呢？

　　在尋求睡眠專業醫療人員協助之前，你瞭解自己的睡眠型態嗎？你瞭解自己的身體喜歡怎麼睡嗎？你瞭解自己的睡眠問題嗎？

　　同樣是失眠問題，每個人的情況很可能都不一樣，因此，治療需要「個人化」，你需要有一個專屬的「睡眠教練」來剖析你的問題，一步步帶領你面對和解決問題、改變行為、養成良好的睡眠習慣，而

不是仰賴藥物。但是，像這樣的一對一「教練」，由睡眠心理師所主導的「失眠認知行為治療」，所費不貲，並不是人人可以負擔得起。最好就是有一本書，先帶領你瞭解自己的睡眠、先整理自己的問題，也可以先自行嘗試改變，再去尋求睡眠專業人員的協助，可能會有事半功倍之效。

楊建銘教授和吳家碩臨床心理師合著的這本《身體喜歡你這樣睡：睡眠心理師為所有人打造的好眠方案》，就是我心目中理想的書。兩位作者不僅臨床實務經驗豐富，更能夠以淺顯易懂的方式說明，讓大眾瞭解。他們長年投入大眾睡眠教育，包括出書、架設「睡眠321」網站、製作Podcast，因此能夠很接地氣地以貼近民眾的語言，深入淺出地解說艱澀的睡眠醫學知識。

本書最大的特色就是，你不需要依照章節順序閱讀，而是為你打造「個人化」的閱讀順序，讓你可以更快速地掌握自己的問題重點。

你可以先閱讀「基礎單元」，然後進行自我評估，完成失眠病因的3P+3系統評估，辨識出你最主要的失眠相關因子，到底是屬於睡眠三個調控系統（清醒系統A、生理時鐘C，或恆定系統H）中的哪一個系統，再優先去閱讀這個系統的章節。

另一個方法是，依照你所屬的「失眠類型」（就好像血型或星座一樣），建議最貼合你需求的章節閱讀順序。作者把睡眠的類型依據調控系統（清醒系統A、生理時鐘C，及恆定系統H）的分類，組合成「八個失眠類型」。讓你自己先填寫量表，再依據量表的分數，就可以知道自己是屬於哪一型。 從知識的奠定到各種改善方法和作業，按表操課、反覆練習，專為你自己的睡眠問題對症下藥。

歐美近年在推動「健康生活型態醫學」，希望透過運用「六大主軸」建立個人化的健康生活習慣，以預防、治療並逆轉各種慢性疾

病。這「六大主軸」分別是飲食、身體活動、良好睡眠、壓力管理、正向社會連結，以及避免危害性物質使用。我個人認為，良好的睡眠是這六大主軸的根基，是重中之重。睡眠不足會減低我們去執行飲食控制或者運動計畫的動機和動力，也會對我們的情緒和壓力管理造成負面的影響，衝擊我們的人際關係，進而促使我們去尋求菸酒等危害物質的慰藉。有了良好的睡眠，才能讓我們朝健康生活型態邁進。

希望透過本書的「因材施教」，能夠提供你一個具有知識性、個人化、易操作的睡眠行為改變與良好習慣的養成，「隨你身體的喜歡」，打造一個好眠方案，並遠離藥物的使用。

好評推薦

　　好好睡覺對於現代人來說是一件很奢侈的事情。現代人不僅睡得少，很多人還無法好好入眠，在台灣就有近五分之一的人需要仰賴安眠藥入睡。很高興有這本書的出現，書中用科學的方式來介紹睡眠的原理，以及遇上失眠的不同成因，該怎麼去面對。我很喜歡書中的評估問卷，讓大家可以輕易找出自己失眠的可能成因；而且，書中還建議大家可以依據評估問卷的結果，來決定閱讀的順序，幫助忙碌的現代人可以更快速對症下藥。不論你是否現在就是失眠一族，我都推薦你可以認識這本書，你或許不會馬上就會進入夢鄉，但用科學驗證的方式循序漸進，絕對能夠讓你早日告別數羊的日子。

—— 輔仁大學心理學系副教授兼系主任黃揚名

　　看到這本書的讀者們，應該會跟我一樣驚呼：原來處理睡眠困擾可以這麼客製化！是的，睡眠困擾的型態不只是睡不著，淺眠或早醒也都是許多現代人的困擾。對許多有睡眠困擾的人來說，擁有一夜好眠真的是很大的渴望，閱讀這本書，你會找到屬於你的睡眠困擾型態，也可以因此找到影響睡眠的因素，然後跟著書中所提供的方法，實踐出好眠的生活方式。

　　處理睡眠困擾沒有速效的方式，然而我們可以從探討睡眠狀況的過程中，覺察與調整內在負面的信念，或是3C產品的使用習慣。這一本會是你的睡眠百科全書，也是一本好好生活的指引。

—— 伴旅心理治療所所長曾心怡

　　楊老師是台灣臨床心理學界的重要人物，也是我執業初期的督導，他的經典作《失眠可以自療》，幫了我非常多忙。家碩則是同期出道的夥伴，也是一位能把心理學加入文創元素的優秀同行。師徒二人深耕睡眠領域多年，此番聯手只有一個目的，那就是把更多人推回夢境。

　　失眠最麻煩的地方在於它難以捉摸，面對這個沒有形狀的困擾，本書會給出非常清晰且具體的指引。一開始就單刀直入，它讓讀者先藉由量表，找出自己的失眠類型，再由類型去理解失眠成因，解釋三大系統對失眠的影響，最後學習適合自己的助眠技巧。

　　一步一步，作者將艱澀的專業理論，轉化為親切的日常習性，無論是對執業人員，或飽受其苦的患者都受用。失眠患者往往仰賴藥物，但它總有代謝的時候，然而紮實的助眠知識與技巧，才是能真正留在身體裡面的解方，誰也帶不走。

——善言心理治療所所長劉仲彬

　　在治療室裡，每個人失眠的原因皆不相同，但面對失眠的無助與痛苦卻是一樣的。心理治療不僅是對付症狀，心理師更得和個案一起去挖掘症狀背後的意義為何，因此即便失眠原因不同，皆可從本書的「失眠八類型分類」認識自己的失眠故事，不但對症下藥，同時了解其背後的意義，進而從根本改善失眠。我非常喜歡書中針對不同類型的失眠所建議的不同閱讀順序，這是由吳家碩心理師與楊建銘教授聯手，整合了臨床與學術超過20年以上經驗，設計出這本《身體喜歡你這樣睡》。這不是一本像傳統上需從頭讀到尾的教科書，而是可以量身打造且陪伴你解決失眠困擾的「個人教練手冊」，若讀者能跟著這本書去打造自己的失眠治療手冊，相信會是一個深刻且澈底的改變！

——好夢心理治療所所長林晏瑄

作者序

祝你好夢——用心理學方法，改善你的睡眠問題

吳家碩臨床心理師

有機會和楊建銘教授一起合作這本書時，一直在思索這將會是一本怎麼樣的書，可以發揮楊教授在睡眠科學與研究上的紮實與權威，也可以運用我擅長且多年的臨床實務經驗；同時結合楊教授身為台灣睡眠行為醫學開創者的身分，也可以融合我長期以平易近人方式推廣睡眠大眾教育的特色。需要同時兼顧臨床與科學，也不能失去深入淺出的陳述，所以我們花了不少時間構思書的架構及邏輯，並且找到了我覺得很理想的書寫模式及內容。我覺得這本書很值得你擁有，因為它具有兩個主要特色：

全面又貼近個案的失眠處遇方式

我們均有多年豐富的失眠認知行為治療臨床經驗，故認知到此療法對於失眠者的重要性，並在2010年左右積極投入推展台灣失眠認知行為治療，共同推動台灣睡眠醫學學會針對醫療人員進行「失眠認知行為治療專業人員認證」，讓台灣有更多的醫療人員可以學習並在臨床上使用。在本書出版前已有9屆通過合格認證的失眠認知行為治療專業人員，我們也是這些專業人員的授課老師，陸續辦理許多督導課程，戮力提升台灣失眠認知行為治療的全面化及專業能力。

在所有失眠認知行為治療專業人員的認證課程時，我一直強調治

療要有效果，首先需要一個全面且專業的治療前評估，臨床上稱之為「個案概念化」，所以我們會在開始進入失眠認知行為治療前，先收集失眠者的睡眠問題，並梳理出個案的失眠原因及脈絡，再針對不同類型的失眠者給予貼近個案問題的「專屬客製化」治療建議，然後與個案一同合作，鼓勵且陪伴個案持之以恆執行失眠認知行為治療。雖然「個案概念化」加上「專屬客製化」較為麻煩及耗時，但這才是最全面又貼近個案的失眠處遇方式，也是治療有效的關鍵。

深知這兩點在失眠處遇上的重要性，所以我們也想將這兩個重點帶入書中，但要整合在書內不是件容易的事，非常具挑戰也需要一些創新的做法，所以本書會先有一個獨創的失眠評估問卷，也就是想要收集各位讀者的失眠原因及脈絡，建立這個「個案概念化」的歷程，再來，會針對評估問卷分類出不同的失眠類型，接著也是最重要的是，會針對這八類型給予「專屬客製化」的閱讀順序。因此你可能會發現，同樣是睡不好，但你和別的讀者會有不同的看書順序，雖然有點麻煩，但這也是本書與眾不同的地方之一。

第一線且符合時勢的非藥物治療法

失眠認知行為治療是目前國內外首選的失眠療法，原因在於它有科學實證的強力支持。2016年7月時，美國內科醫師學會（American College of Physician）於《內科醫學年鑑》（Annals of Internal Medicine）發表了針對成人慢性失眠患者的治療指引，強烈建議所有成人慢性失眠患者接受失眠認知行為治療（cognitive behavior therapy for insomnia，簡稱CBT-I），並指出失眠認知行為治療應被視為慢性失眠個案的「第一線治療方法」。另外值得一提的是，歐洲睡眠研究學會（2017）、美國睡眠醫學會（2021）也都陸續正式認可失眠認知行為治

療是失眠處治第一線非藥物治療。

　　除此之外，這份指引還特別強調，為什麼會建議失眠者採用非藥物治療方式，其中一項原因就是因為現代人都希望可以有更健康及安全的生活，所以現代的時勢就是以非藥物治療的心理治療為主軸。另外，失眠認知行為治療有兩大關鍵，分別是「評估」及「治療」，這也是我們特別在書中規畫的架構。失眠者在治療前得到完整及專屬於個人的評估，是改善失眠的理想起手式，這樣才可以找到失眠的原因與後續治療的最佳對應策略。

　　在台灣，我們也呼應國際上對於失眠認知行為治療的正式認可。台灣第一屆通過「失眠認知行為治療專業人員認證」的時間是2014年，也代表近10年有越來越多台灣的醫療人員開始採用失眠認知行為治療來改善失眠者的睡眠問題。另外，台灣國家衛生研究會也在2021年正式發表了《台灣鎮靜安眠藥不當使用的防治策略建言書》，其中在討論失眠處治之非藥物方法時，亦列入了失眠認知行為治療，可見台灣正與世界失眠治療模式的趨勢同步。這些都發生在2014至今約莫近10年期間，你應該不難發現，本書提供的專業治療選擇是當今非常前線且符合時勢的治療模式。

　　非常慶幸有機會出版這本書，也非常榮幸可以和楊教授一起合作，用不同的樣貌把一直在推動及分享的失眠認知行為治療呈現給大家。也希望睡不好的你可以透過書中的方法，全面且深入地瞭解你的睡眠問題，幫助你有效地改善睡眠，擁抱好夢，也擁有美好的生活。

作者序

當古老的睡眠系統遇上現在的生活型態

楊建銘

　　就在好夢心理治療所執行長吳家碩臨床心理師邀請我一起寫這本書後的不久，我剛好也接到奇美醫院的來信，邀請我到台灣生活型態醫學國際研討會做一場演講。這是我第一次聽到「生活型態醫學」這個名詞以及生活型態醫學會這個組織，所以就趕快上網Google了一下，發現生活型態醫學（lifestyle medicine）是這麼定義的：「生活型態醫學是一個醫學的專科，主要著重在運用具有治療效果的生活型態的介入方式，來處理慢性醫療疾患。」看到這樣的敘述，我感到非常興奮，因為這個概念正符合我多年來在推動的失眠認知行為治療的核心主張。睡眠是很基本的生理需求，個體有其內在的驅動力來滿足這個需求，但生活型態的變動卻可能透過心理及行為的因素干擾了原來運作完善的睡眠系統，影響了我們的睡眠。

　　我們可以想想，我們大腦中的睡眠系統跟二十萬年前最早的人類可能沒有太多的不同，但科學革命也不過是近五百年的事情，電燈的發明也不到兩百年，更不用說電腦、網路、手機這些影響生活型態的新科技，我們的睡眠系統在造物者的設計上或在大腦的演化上，絕對不是為應對現今的生活型態而準備的。於是我很快給了一個演講題目「當古老的睡眠系統遇上現在的生活型態」，這也是這本書的主軸，讓大家瞭解自己的睡眠系統是如何運作的？在現今的生活型態下如何受

到干擾？更重要的，要如何排除干擾，得到安穩的睡眠？

在研究及協助個案處理睡眠問題的幾十年的經驗中常常會感嘆，科學文明的發展最初不都是用來促進人類的生活品質嗎？為何科技這麼進步了，我們不但沒有更好的生活品質，反而變得更忙碌，更多睡眠問題。這本書希望能帶大家回到科學的初衷，以深入淺出的方式讓大家理解睡眠科學對大腦睡眠調控系統的見解，在這樣的基礎上引導大家使用科學實證的方法，讓我們的睡眠系統發揮其最佳功能。

這次很高興有機會跟吳家碩臨床心理師一起寫這本書，他是一位很有經驗的治療師，也是常年投身於大眾教育中的睡眠教育者，有自己的網頁、Podcast。他很擅長將一些行為技術整理成清楚的步驟，也正好彌補了我太容易在理論面長篇大論的學者習慣。在這本書中，我們會帶著讀者瞭解近年來睡眠科學的研究，揭示睡眠系統是如何運作的，我們的身體喜歡我們如何睡，也會具體提供讓睡眠系統處於最佳狀態的方法及技巧。更特別的是，由於每個失眠者的睡眠干擾成因會因個體而有所不同，我們會基於理論知識及過去累積的臨床經驗，透過一個簡單的自我評估，將睡眠困擾分成不同的類別，根據這個分類推薦不同的閱讀章節順序，這應該是在過去失眠自助手冊當中少見的特色。

過去一位讀者曾經寫信給我一個很棒的回饋，他說我的書讓他瞭解了「知識就是力量」這句話的意義，讓我十分感動，因為這個回饋，讓我知道我在推動的睡眠教育是有用、有意義的。我也希望這本書能延續這樣的精神，讓資訊爆炸時代裡長期有睡眠困擾的人，能夠透過我們指引的實證科學方法，辨識出干擾自己睡眠的因素，並藉由書中介紹的適切調整方法，讓大家在享受社會文明及科技發展的同時，能夠擁有良好的睡眠品質，獲致健康快樂的人生。

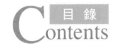

目錄

Contents

A清醒系統（Arousal system）　　　055

清醒系統說明單元

清醒系統核心單元

A1 什麼是清醒系統

　　　　清醒vs睡眠

　　　　山洞外的大熊

A2 如何在睡前降低清醒系統

　　　　等旋轉的風扇停下來

　　　　建立自己的睡前儀式

　　　　睡前儀式的原則

　　　　睡前4B誘眠法

A3 清醒系統的放鬆練習

　　　　什麼是放鬆？

　　　　練習腹式呼吸

　　　　漸進式肌肉放鬆

　　　　直接放鬆法

　　　　放鬆訓練的記錄和個別化放鬆訓練

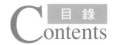
C生理時鐘系統（Circadian rhythm system）　101

H恆定系統（Homeostasis system）　　135

恆定系統說明單元

恆定系統核心單元

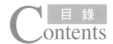

如何使用本書

　　本書是依據調控睡眠及清醒的三個系統的架構組織起來的。這樣的方式能讓你根據自己失眠的主要影響因子選擇合適的調整方式。由於影響因子可能涉及多個類別，因此我們還根據這些影響因子類別的組合，建議你閱讀本書的章節順序。要確定你的主要影響因子，我們提供兩種方法：

　　方法一是先閱讀「基礎單元」，透過「基礎單元」的作業，辨識出你的失眠相關因子，並加以歸類。接著，勾選你認為對目前失眠影響較大的因素，特別要注意那些容易被忽略但對於失眠改善很重要的持續因子。仔細查看這些因子多歸類在那一個或那些系統，包含**清醒系統、生理時鐘**，及**恆定系統**，並優先閱讀該系統相關章節。

　　方法二是填寫本單元的「**失眠八類型分類量表**」，此量表整合了我們多年失眠治療的臨床經驗、心理學的評估概念，以及相關科學實證。它針對調控睡眠及清醒的三個系統進行設計，同時也結合了慢性失眠的評估與診斷原則。透過這份量表，找出受影響較大的睡眠及清醒的調控系統，並根據你的失眠成因進行分類，從而找出閱讀本書最合適的順序。請你先完成量表，根據得分找出你的失眠類型，之後就可以根據接下來的圖片說明，找到自己的閱讀順序了。

　　讓本書陪伴你，一起展開這趟好眠的療癒之旅！

失眠八類型分類量表

　　請閱讀以下的句子描述，並根據你最近1個月的睡眠情況來回答，從0分到10分，分數越高代表程度越高。請圈選最適合你目前睡眠情況的程度。

				中度地						
0	1	2	3	4	5	6	7	8	9	10
一點也不										極度地

第一部分：失眠評估症狀（回答：10點量表）

1. 你是否滿意自己最近的睡眠狀態？

一點也不　　　　　　　　　　　　　　　　　　極度滿意

0　　1　　2　　3　　4　　5　　6　　7　　8　　9　　10

2. 你的睡眠狀況是否讓你感到困擾？

一點也不　　　　　　　　　　　　　　　　　　極度困擾

0　　1　　2　　3　　4　　5　　6　　7　　8　　9　　10

3. 你是否有入睡困難？

一點也不　　　　　　　　　　　　　　　　　　極度困難

0　　1　　2　　3　　4　　5　　6　　7　　8　　9　　10

4. 你是否有難以維持睡眠的困難，像是睡眠容易中斷？

一點也不　　　　　　　　　　　　　　　　　極度困難

0　　1　　2　　3　　4　　5　　6　　7　　8　　9　　10

5. 你是否有太早醒且無法再度入睡的困難？

一點也不　　　　　　　　　　　　　　　　　極度困難

0　　1　　2　　3　　4　　5　　6　　7　　8　　9　　10

6. 睡眠問題是否影響到你白天的精神或體力，像是容易疲累、開
　　會打瞌睡，或是容易取消原定活動？

一點也不　　　　　　　　　　　　　　　　　極度影響

0　　1　　2　　3　　4　　5　　6　　7　　8　　9　　10

7. 睡眠問題是否影響到你的情緒，像是感到易怒、焦慮，或是煩
　　躁？

一點也不　　　　　　　　　　　　　　　　　極度影響

0　　1　　2　　3　　4　　5　　6　　7　　8　　9　　10

8. 睡眠問題是否影響到你的認知表現，像是難以專注、容易健
　　忘，或是影響工作表現？

一點也不　　　　　　　　　　　　　　　　　極度影響

0　　1　　2　　3　　4　　5　　6　　7　　8　　9　　10

9. 請問你的睡眠困擾一個禮拜會有幾次？

☐幾乎沒有 　☐一到兩天 　☐三天 　☐四到六天 　☐每天

10. 請問你的睡眠困擾已經持續多久了？

☐幾乎沒有 　☐一個月內 　☐一到三個月 　☐三到六個月
☐六個月以上

第二部分：生理時鐘

1. 過去這一個月來，你會感覺到深夜或接近凌晨時，精神狀態特
   別好？

一點也不 　　　　　　　　　　　　　　　　　　　　　極度地好

0　　1　　2　　3　　4　　5　　6　　7　　8　　9　　10

2. 過去這一個月來，你會感覺到早上精神不佳，特別容易覺得嗜
   睡？

一點也不 　　　　　　　　　　　　　　　　　　　　　極度嗜睡

0　　1　　2　　3　　4　　5　　6　　7　　8　　9　　10

3. 過去這一個月來，你是否常覺得早上起床困難？

一點也不 　　　　　　　　　　　　　　　　　　　　　極度困難

0　　1　　2　　3　　4　　5　　6　　7　　8　　9　　10

4. 過去這一個月來，你是否有週末比平常晚起超過2小時的習慣？

一點也不 　　　　　　　　　　　　　　　　　　　　　總是

0　　1　　2　　3　　4　　5　　6　　7　　8　　9　　10

第三部分：清醒系統

1. 過去這一個月來，當你準備要睡覺時，是否會擔心無法入睡？

一點也不 　　　　　　　　　　　　　　　　　　極度擔心

0　　1　　2　　3　　4　　5　　6　　7　　8　　9　　10

2. 過去這一個月來，當你躺在床上試著入睡時，是否會開始回憶或思考一天所發生事情？

一點也不 　　　　　　　　　　　　　　　　　　　　　總是

0　　1　　2　　3　　4　　5　　6　　7　　8　　9　　10

3. 過去這一個月來，進到臥室或躺上床時，並不會給你帶來想睡覺的感覺？

一點也不 　　　　　　　　　　　　　　　　　　極度同意

0　　1　　2　　3　　4　　5　　6　　7　　8　　9　　10

4. 過去這一個月來，睡前是否會感覺到不能放鬆，像是呼吸加速、心跳加快或是肌肉緊繃等？

一點也不 　　　　　　　　　　　　　　　　　　　　　總是

0　　1　　2　　3　　4　　5　　6　　7　　8　　9　　10

第四部分：恆定系統

1a. 你平日（工作日）平均「總躺床時間」有多久？

＊指從上床到起床時間，包含沒有睡著的時間。

_____時_____分

1b. 續上題，平日（工作日）總躺床時間中「實際有睡著的時間」
約有多長？ _____時_____分

2a. 假日（非工作日）平均「總躺床時間」有多久？

＊指從上床到起床時間，包含沒有睡著的時間。

_____時_____分

2b.續上題，假日（非工作日）總躺床時間中「實際有睡著的時間」
約有多長？ _____時_____分

3. 一天之中是否會有午睡（或白日小睡）超過30分鐘以上的習
慣？每週____天

4. 一天之中是否會有每日運動超過30分鐘以上的習慣？
每週____天

量表計分與結果

第二部分 生理時鐘	計分方式如下：評分為 0-1，計 0 分；評分為 2-4，計 1 分；評分為 5-7，計 2 分；評分為 8-10，計 3 分。 你的逐題得分是，題1___ 分、題2___ 分、題3___ 分、題4___ 分。 你的生理時鐘系統得分為：____（介在 0-12 分） 得分大於 7（含），即為生理時鐘系統不合格。

第三部分 清醒系統	計分方式如下：評分為 0-1，計 0 分；評分為 2-4，計 1 分；評分為 5-7，計 2 分；評分為 8-10，計 3 分。 你的逐題得分是，題1___ 分、題2___ 分、題3___ 分、題4___ 分。 你的清醒系統得分為：____（分數介在 0-12 分） 得分大於 7（含），即為清醒系統不合格。

第四部分 恆定系統	每題計分方式如下： 1. 平日（工作日）睡眠效率：1b÷1a X 100% 低於 74.9%，計為 3 分；75-84.9%，計 2 分；85-89.9%，計 1 分；90% 以上，計 0 分。 2. 假日（非工作日）睡眠效率：2b÷2a X 100% 低於 74.9%，計為 3 分；75-84.9%，計 2 分；85-89.9%，計 1 分；90% 以上，計 0 分。 3. 每週 6-7 天，計 3 分；4-5 天，計 2 分；2-3 天，計 1 分；0-1 天，計 0 分。 4. 每週 3 天以上，計 0 分；2 天，計 1 分；1 天，計 2 分；0 天，計 3 分。 你的逐題得分是，題1___ 分、題2___ 分、題3___ 分、題4___ 分。 你的恆定系統得分為：____（分數介在 0-12 分） 得分大於 7（含），即為恆定系統不合格。

分類、閱讀順序

分類	三系統狀態	說明
第 1 分類 CAH 類型	生理時鐘：不合格 清醒系統：不合格 恆定系統：不合格	生理時鐘、清醒系統、恆定系統三個系統都出了問題，表示你無法好好休息，該睡覺的時間無法睡覺，應該醒來的時間卻很想睡，睡前也無法放鬆，睡眠品質與睡眠效率均不佳。
閱讀順序：基礎單元 → 說明 C → 核心 C → 說明 A → 核心 A → 說明 H → 核心 H		
第 2 分類 AH 類型	生理時鐘 OK 清醒系統：不合格 恆定系統：不合格	清醒系統與恆定系統都出了問題，導致睡前無法放鬆，睡眠品質與效率都不佳，常常覺得準時睡覺卻沒睡飽。生理時鐘尚能好好運作，可以固定晝夜節律。
閱讀順序：基礎單元 → 說明 A → 核心 A → 說明 H → 核心 H → 核心 C		
第 3 分類 CH 類型	生理時鐘：不合格 清醒系統 OK 恆定系統：不合格	生理時鐘與恆定系統沒有運作，導致睡眠時間不固定，可能該睡覺的時間無法睡，應該醒來的時間卻很想睡，種種原因導致睡眠品質與睡眠效率不佳。清醒系統有好好運作，尚能夠找到一些睡前平靜的方式。
閱讀順序：基礎單元 → 說明 C → 核心 C → 說明 H → 核心 H → 核心 A		
第 4 分類 CA 類型	生理時鐘：不合格 清醒系統：不合格 恆定系統 OK	生理時鐘與清醒系統都不太好，除了睡眠時間不固定之外，睡前常常感覺不平靜，影響入睡狀態，也導致容易失眠。但是掌管睡眠量的恆定系統還不錯，可以有不錯的睡眠量。
閱讀順序：基礎單元 → 說明 C → 核心 C → 說明 A → 核心 A → 核心 H		

第 5 分類 C 類型	生理時鐘：不合格 清醒系統 OK 恆定系統 OK	生理時鐘運作不佳，導致睡眠時間不固定，可能在需要睡覺的時間無法睡覺，或是應該醒來的時間卻很想睡。
閱讀順序：基礎單元 → 説明 C → 核心 C → 核心 A → 核心 H		
第 6 分類 A 類型	生理時鐘 OK 清醒系統：不合格 恆定系統 OK	和放鬆有關的清醒系統沒有運作，緊張、焦慮、無法放鬆，或是擔心睡不著，導致睡眠品質不佳。
閱讀順序：基礎單元 → 説明 A → 核心 A → 核心 H → 核心 C		
第 7 分類 H 類型	生理時鐘 OK 清醒系統 OK 恆定系統：不合格	與睡眠需求有關的恆定系統運作不佳，可能白天睡太多，或是白天的活動量太少，導致晚上睡眠驅力不足，也使得睡眠效率不佳。
閱讀順序：基礎單元 → 説明 H → 核心 H → 核心 C → 核心 A		
第 8 分類 OK 類型	生理時鐘 OK 清醒系統 OK 恆定系統 OK	與睡眠息息相關的生理時鐘、清醒系統、恆定系統都運作良好。你常常可以獲得好眠，繼續保持下去。
閱讀順序：基礎單元 → 核心 A → 核心 C → 核心 H		

睡眠八分類及閱讀順序

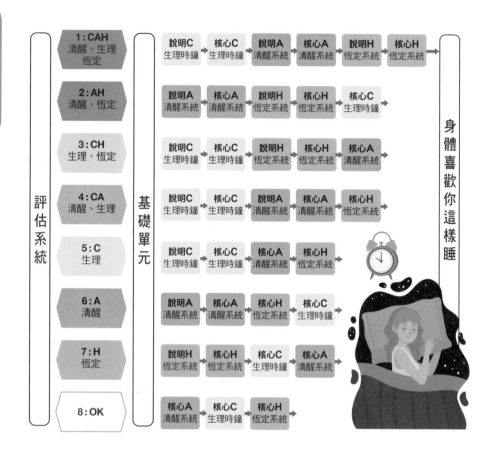

評估系統	基礎單元							身體喜歡你這樣睡
1：CAH 清醒、生理恆定		說明C 生理時鐘 → 核心C 生理時鐘 → 說明A 清醒系統 → 核心A 清醒系統 → 說明H 恆定系統 → 核心H 恆定系統 →						
2：AH 清醒、恆定		說明A 清醒系統 → 核心A 清醒系統 → 說明H 恆定系統 → 核心H 恆定系統 → 核心C 生理時鐘 →						
3：CH 生理、恆定		說明C 生理時鐘 → 核心C 生理時鐘 → 說明H 恆定系統 → 核心H 恆定系統 → 核心A 清醒系統 →						
4：CA 清醒、生理		說明C 生理時鐘 → 核心C 生理時鐘 → 說明A 清醒系統 → 核心A 清醒系統 → 核心H 恆定系統 →						
5：C 生理		說明C 生理時鐘 → 核心C 生理時鐘 → 核心A 清醒系統 → 核心H 恆定系統 →						
6：A 清醒		說明A 清醒系統 → 核心A 清醒系統 → 核心H 恆定系統 → 核心C 生理時鐘 →						
7：H 恆定		說明H 恆定系統 → 核心H 恆定系統 → 核心C 生理時鐘 → 核心A 清醒系統 →						
8：OK		核心A 清醒系統 → 核心C 生理時鐘 → 核心H 恆定系統 →						

基礎單元

失眠是源自於調控睡眠的系統受到干擾，要解決這個問題，就必須先瞭解睡眠是如何運作的，會受到哪些干擾因素影響。本書結合了**睡眠科學**的基礎知識和我們豐富的**臨床經驗**，協助你評估並分類出你的失眠類型，透過個人化的閱讀順序，針對你的睡眠問題給予**專屬於你**的睡眠管理方法。

在基礎單元中，我們會將介紹睡眠的功能和整夜睡眠的樣貌，並進一步說明睡眠調控的三大機制是如何運作的。雖然比較偏重理論，但這正是校正睡眠的方法的核心基礎。

基礎1 為什麼要睡覺？

這是個大哉問，簡單回答是「為了維持清醒時良好的功能」，因為清醒時的功能與個體生存、成長和物種延續密切相關。失眠困擾者常擔心睡眠不足會影響白天的功能，有些人更會過度追求特定的睡眠目標（睡眠八小時、一覺到天明），卻忽略了清醒時的功能才是核心，反而徒增自己的壓力。

睡眠會影響白天的哪些功能呢？以下是會受到影響的幾個層面：

▌白天精神與認知功能

我們在清醒時會接收到大量的訊息與學習事物，尤其是現代網路使資訊迅速傳遞。研究發現記憶固化主要發生在睡眠中，這時大腦會整理白天的記憶、學習與情緒，並且進行記憶固定，簡單說就是「記住要記住的，丟掉不必要的」。

相信你有過熬夜備考的經驗，到了考場發現整晚努力記憶的東西不但沒有記住，注意力還變得非常差，連題目都會看錯。充足的睡眠

有助於讓大腦注意力相關的區域獲得休息，提高警覺度和反應效能，讓我們更能專注處理任務。而熬夜是一種急性睡眠剝奪，會影響記憶固化的效果。因此，在考前不僅要避免熬夜，還需要有充足的睡眠，才能獲得較多的作夢期，對於記憶力大有幫助！

此外，睡眠對於問題解決能力和創造力也大有助益。當我們在作夢睡眠階段時，大腦會將白天接收到的資訊進行創意連結和重整，有助於解決問題並產生新的想法。

情緒調節作用

當人沒有睡好的時候很容易感到煩躁、易怒，對很多事情都看不順眼。這反映出睡眠對情緒調節的影響。大腦中有一個地方叫做杏仁核，它負責反應強烈的情緒，特別是負面情緒；大腦另有一個區域稱為前額葉，負責理性思考和調節情緒。睡眠不足的人，大腦沒有得到充分休息，杏仁核對情緒刺激的反應較強，前額葉的調節功能會變差。這解釋了為什麼失眠時容易感到不耐煩、暴躁易怒、憂鬱，並且容易產生消極的負面思考。此外，睡眠也與壓力和情緒緊密相關。當我們睡眠不足時，大腦中的壓力激素會增加，這會提高我們對壓力的敏感度，使我們更難以應對日常生活中的壓力和挑戰。

睡眠問題不僅會影響情緒和壓力的反應與調適，反之情緒和壓力也可能干擾睡眠，形成惡性循環，這樣的問題可以從兩方擇一下手改善。我們將在清醒系統的單元做介紹，除了找到改善睡眠的方法，也幫助你改善情緒與壓力的調適能力，形成好的循環。

生理功能的恢復與代謝作用

睡眠對於身體各個組織和器官的生長與修復至關重要。在睡眠期

間，身體有助於修復受損細胞和組織的代謝活動會增加，尤其是在深度睡眠階段，身體釋放出生長激素，促使細胞的修復和再生。我們都聽過「一瞑大一吋」，有充足深睡期的孩童，生長激素會發揮其最高效能，有利於讓孩童長得又高又壯。

其次，睡眠對於身體的代謝也有重要的影響。在睡眠中，身體會進行一連串的代謝過程，有助於合成蛋白質，以供應身體的成長需求。睡眠不足會干擾代謝過程，導致能量代謝紊亂，同時干擾食慾相關激素的分泌，進而增加肥胖和罹患糖尿病等代謝性疾病的風險。此外，睡眠不足還會影響胰島素的敏感性，使身體難以有效利用血糖，進一步提高罹患糖尿病的風險。

睡眠對於心血管系統的健康也十分重要。睡眠時，心臟的負擔減輕，血壓得以下降，讓心血管系統休息與修復。研究證據也顯示，睡眠不足會提高罹患高血壓、心臟病和中風的風險。

此外，睡眠還有助於調節免疫系統的功能，增強身體的抵抗力。在人體的研究顯示，睡眠被剝奪的受試者對於疫苗和感冒病毒的免疫反應都會顯著降低；在動物研究中也發現，睡眠被剝奪的動物的癌細胞排除能力會下降。因此，睡眠對於維持良好的免疫功能也相當重要。

清除大腦垃圾

當我們在清醒狀態時，大腦產生的代謝物及廢物可能會影響大腦的正常運作。為了保持大腦運作流暢，不僅需要上述的修復及強化功能，還需要清除這些廢棄物。近年來的研究發現，睡眠在清除大腦中積累的代謝物和廢棄物方面扮演關鍵性的角色。

就好像家中生活勢必會產生垃圾，如果沒有固定清理，家裡會變

得亂七八糟，無法維持正常的生活。研究發現，我們在清醒時，大腦的淋巴液和血管系統處於較為緊張的狀態，限制了垃圾物質的清除。相較之下，睡眠時大腦的淋巴液和血管系統會放鬆，大量的腦脊髓液湧入大腦，能有效排出清醒時所產生的廢物。所以我們睡覺的時候就是大腦清理垃圾的最佳時機，特別在深度睡眠階段，大腦的垃圾清除功能最為活躍，讓我們一早醒來有一個「乾淨」的大腦。

除了調節淋巴液和血管系統外，研究也發現睡眠對於大腦中的膠質細胞也有重要的影響。膠質細胞是大腦中的支持細胞，它們在我們睡眠時的清除工作更加活躍，有助於清除腦中積累的垃圾。睡眠不足會影響膠質細胞的功能，進而影響大腦中垃圾的清除效率。這些代謝產物包含與阿茲海默症相關的 β - 類澱粉蛋白，因此近年來的研究也相當關注睡眠不足或睡眠疾患與失智等神經退化性疾病的關聯性。

整體而言，睡眠具有多重功能，包含心理層面的記憶力、注意力等認知功能，以及情緒的調節，還有生理層面的生長、生理及神經系統的代謝，無一不與睡眠有關。保持良好的睡眠品質和充足的睡眠時間更是維護大腦健康及良好運作的重要因素。睡眠不僅是讓大腦被動休息的時刻，更是主動促進記憶學習、修復、成長，並且對大腦進行垃圾清除的關鍵時機。

基礎 2 一夜睡眠的不同面貌

睡眠的定義

什麼是睡眠？閉上眼睛靜止不動就是睡著了嗎？你又是如何知道自己有沒有睡著？ 睡眠是一種特別的意識狀態，通常是透過主觀的知

覺來定義，是一種短暫失去意識但可以快速恢復的狀態。科學家則進一步透過記錄睡眠時的腦波及其他生理活動來區分睡眠的階段，當個體出現以theta波為主的腦波，且肌肉張力降低時，即定義個體進入睡眠狀態。

這個睡眠的生理定義聽起來很合理，也引導了睡眠科學的發展。但事情沒有這麼簡單，主觀的睡眠經驗與生理的睡眠定義會出現不一致，尤其是有失眠的人，常常腦波已經進入睡眠狀態，主觀卻覺得自己醒著。這是怎麼回事？是生理定義有問題？還是失眠的患者無病呻吟？這個問題至今沒有非常明確的解答，但我們的回答是兩者都對了一部分。

在海洋的哺乳類（如鯨魚、海豚）及鳥類都可以觀察到一個特殊的睡眠現象，稱為「區域睡眠」（local sleep），即睡眠時仍有一部分的腦區醒著，以便能維持在海面呼吸或維持警戒狀態。近年的研究也發現，人類的大腦也可能在不同的區域進入不同深度的睡眠狀態，因此有些失眠的經驗有可能是因為部分的腦區還沒有進入睡眠狀態，就像一棟商業大樓停止營業，大部分的房間都關燈了，但警衛室沒有下班，對外還處於警戒觀察的狀態，個體會定義自己還醒著；要讓自己覺得完全睡著了，就必須放下警戒的狀態。

因此我們可以定義睡眠是一種透過大腦調控的可逆狀態，個體在睡眠中會顯著降低內在的意識運作及對於外在刺激的知覺。

▍睡眠的階段與循環

如上所述，從清醒到睡眠並非如開機到關機的二分狀態，且整個晚上的睡眠也並非單一的意識狀態，而是有不同的階段。睡眠階段主要分為兩種，非快速眼動期（non-rapid eye movement，簡稱NREM）

與快速眼動期（rapid eye movement，簡稱REM）。

　　非快速眼動期（NREM）又能細分為三個階段：階段一（N1）常被稱為淺眠期，個體會有半睡半醒的感覺，如果這時候被喚醒，經常會覺得自己還沒有睡著，所以若是整夜有太多的階段一睡眠，就會感覺沒有睡或睡眠品質不佳，隔天精神也會不好。階段二（N2），是較為穩定的睡眠階段，占了將近一半的夜間睡眠時間，是最主要的睡眠階段。階段三（N3）具有緩慢腦波的特徵，也稱為慢波睡眠，是我們的深睡期，也被稱為核心睡眠，是不易被喚醒的熟睡階段，對細胞生長、修復細胞、提升記憶、恢復能量、大腦垃圾清除等扮演了重要的角色。

　　另一個階段為快速眼動期（REM），名稱來源是因為這個階段最顯著的特徵是間歇出現的眼球快速轉動，腦波則和淺眠時很類似，另外伴隨有肌肉張力完全放鬆的狀態。若在此一階段將人喚醒，經常會報告有生動的夢境，因此也常被稱為「作夢期」。但後續的研究發現，在非快速動眼期的睡眠階段也可能報告在作夢，然而相較於快速動眼期生動、逼真或奇異的夢境，非快速動眼期的夢經常較為平淡。腦造影的研究則發現，這個階段的大腦活躍程度很高，但負責自我監控、邏輯推理的大腦前額葉活化程度卻是降低的，就像是沒有指揮、沒有樂譜，樂手各自發揮的大樂團，因此夢境會出現很奇異不合邏輯的組合，但也可能出現有創意的想法。另有學者認為，這個階段的睡眠在情緒調節上扮演著重要角色。因此，不同階段的睡眠各自有其重要功能。

不同睡眠階段的平均分配比例如下：

睡眠階段	占總睡眠結構	主要特色
階段 N1 睡眠 （淺睡期）	5% 以下	由醒到睡的過渡期，個體主觀會覺得尚未睡著或淺眠的感覺。
階段 N2 睡眠	45-55%	較穩定的睡眠階段，意識狀態消失，占整晚睡眠將近一半的時間。
階段 N3 睡眠 （深睡期或核心睡眠）	13-23%	最深層、難以喚醒的睡眠階段，對恢復體力、組織生長及修護，以及清理廢棄物等效能最佳，對記憶學習也扮演部分關鍵角色。
快速動眼期睡眠 （作夢期）	20-25%	經常伴隨作夢，與情緒調節與記憶學習息息相關。

　　不同睡眠階段的分布會如右圖，入睡後會先進入淺睡的N1睡眠，逐步進到N2及N3，再從N3回到較淺的N2或N1，然後進入快速眼動睡眠，這樣稱為一個睡眠循環。一個循環大約為80至120分鐘，平均約為90分鐘。一般而言，每晚睡7-8小時的成人會經歷4-6個睡眠循環，但每一個循環的結構會不太一樣，N3的深睡期出現在前半夜較多，從圖中的虛線可看出，前面4小時較多深睡期，因此入睡後大約半小時至一小時通常較難喚醒；快速眼動期則會在後半夜較多，因此在起床前經常會有感受深刻的夢境。

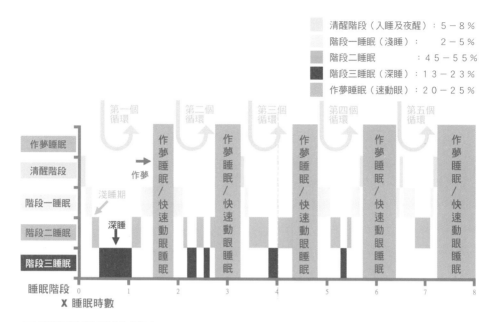

基礎單元

■ **睡眠階段及循環圖**

常見的睡眠迷思

迷思1：作夢代表沒有睡嗎？

　　人體在睡眠過程中會經歷不同的階段及循環，一個完整睡眠循環大約為90分鐘，中間可能會包含一些短暫的清醒片斷。以成人來說，一整夜大約會出現4到6個睡眠循環，相互連接，周而復始。從這個角度來看，作夢是個很正常的現象，甚至代表一個睡眠循環的尾聲。我們在臨床上會提醒大家，有作夢代表你已經經歷了一段睡眠，甚至包括深睡期。所以，不要再覺得作夢代表沒有睡了。

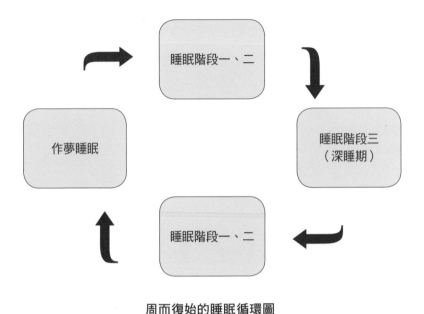

周而復始的睡眠循環圖

迷思2：早上醒來覺得一整晚做了很多的夢，也覺得很累，所以覺得會作夢就代表自己沒有在休息。

「作夢」與「覺得累」並沒有因果關係，這兩者都是結果，通常有別的主因，就是半夜容易「短暫醒來」。

穩定的睡眠通常不會讓人記得睡眠夢境。如果早上醒來後覺得自己沒有作夢，通常這代表你睡得很安穩，所以沒有記得你的夢；相反的，如果你常常在半夜短暫醒來，可能是因為半夜溫度變化、床伴干擾、噪音影響，又或是睡眠障礙導致，像是打呼及睡眠呼吸中止症。醒來的次數多，就容易發現並記得自己有作夢。也是因為睡眠中曾短暫醒來且沒有連續，才讓你覺得累。

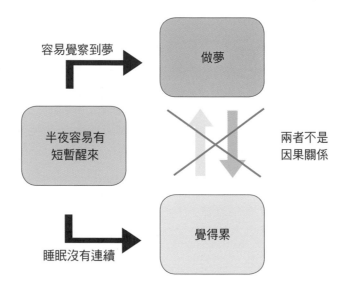

容易覺察到夢

做夢

半夜容易有
短暫醒來

兩者不是
因果關係

睡眠沒有連續

覺得累

做夢與覺得累的關係圖

迷思3：鬼壓床和鬼有關嗎？

　　鬼壓床在睡眠醫學上稱為「睡眠麻痺」（sleep paralysis）。在進一步說明之前要先了解，在作夢階段腦部動作相關的訊號是不會到達身體的，因此身體會呈現完全沒有肌肉張力的狀態，即是類似麻痺的狀態。這是大腦的保護機制，防止作夢階段做出危險動作，像是夢到打架，你可能真的會揮動手腳，不是打到床伴，就是自己受傷。

　　當你正在作夢期的時候，頭腦突然清醒，但是身體的肌肉仍處於沒有張力的狀態，你的身體會無法動彈，即會出現所謂的「睡眠麻痺」。由於是從作夢階段醒來，很可能會出現像夢境的

幻覺。如果你在白天看了恐怖片，或是剛好是在農曆七月，你的夢可能會跟鬼有關，因此容易誤以為是被鬼壓住身體而動彈不得。

另外，過度刺激、飯店外宿、壓力大時，大腦很容易醒來，也就容易觸發鬼壓床。遇到鬼壓床的時候可以閉眼，讓身體慢慢接收到大腦醒來的訊號，一小段時間後，身體的肌肉就會逐漸恢復力量。

迷思4：夢遊是在作夢睡眠階段發生的嗎？

「夢遊」常常被誤以為和作夢有關。夢遊的英文「sleep walking」就字面意思來看是在睡眠中遊走，並非強調在作夢。夢遊容易發生的階段並不是在「作夢期」，主要是出現在「深睡期」，也就代表夢遊和作夢不見得直接有關。夢遊有幾點常見現象：

- 較集中在睡眠的前半夜出現，因為深睡期也通常是集中在睡眠的前半夜。
- 因為處在深層睡眠的階段，清醒時（夢遊結束後，或在第二天早晨配來）不會記得夢遊中所發生的一切。

基礎3 如何調控睡眠？

知道了上述的睡眠現象，我們更進一步瞭解了睡眠的樣貌及功能。但睡眠運作為何會被干擾？要如何才能恢復正常的睡眠？這就要從瞭解正常睡眠的調控機制開始，這也是失眠認知行為治療的基礎核心知識。

睡眠雙歷程模式

1982年學者博爾貝利（Borbély）提出「睡眠雙歷程模式」（two-process model，參考下圖）來解釋穩定正常的睡眠如何運作。雙歷程指的是睡眠恆定系統（Process S）和生理時鐘系統（Process C），這兩個系統穩定的運作及交互影響可以幫助我們一夜好眠，在本書中我們統稱為「睡眠雙系統」。

恆定系統的運作就如同進食一般，身體會尋找一個恆定的平衡點，若是睡眠不足，就會促使生理機轉想要獲得更多，一旦滿足了就

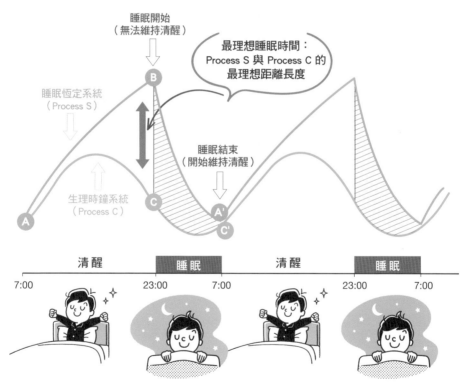

「睡眠雙歷程模式」（two-process model of sleep）/Borbély, 1982

■ **睡醒循環圖**

會停止。我們也可以把恆定系統的運作想像成個體的睡眠債，例如從早上7點醒來開始計算（圖中A點），睡眠債隨著清醒時間增加逐漸累積，累積越多感覺越想睡；當晚上11點開始睡覺（B點），睡眠債開始償還，隨著時間推移逐漸減少。當你睡足夠債務還清，睡眠便會結束，你也開始清醒（A'點）。

睡眠債會在一定範圍內增減。當睡眠債在低點時（如A點與A'點），個體容易保持清醒，也不容易睡著；當睡眠債在高點時（B點），個體會感覺嗜睡，也容易入睡。如果白天小睡過多，晚上睡覺時間到了卻沒有睡意，這就是睡眠債累積不夠，缺乏足夠的睡眠驅力。因此，在白天累積足夠的睡眠債，例如減少白天小睡，增加活動量，有助於恆定系統良好運作。這部分在恆定系統篇章會做更多的討論。

生理時鐘系統又稱為「晝夜節律系統」，顧名思義就是伴隨著白天與黑夜週期變化的內在生理韻律。生理時鐘調控著大腦分泌褪黑激素的時間，通常在晚上睡前兩小時左右開始分泌，到半夜達到高峰，並在早晨醒來的時候下降。褪黑激素的週期還伴隨著核心體溫的變化，夜間睡著時體溫會下降，清晨時為最低點，早晨醒來時則上升。

目前的研究已知，生理時鐘的中樞位在下視丘的上視交叉神經核，它會接收視網膜的光照訊息，讓體內生理時鐘能與外在環境的時間同步。簡單來說，生理時鐘的運作原則就是「日出而作，日落而息」，只要有明確的光照及作息時間，生理時鐘就能運作良好。若是因為生理時鐘失調而導致睡眠困擾，也可以運用光照及作息時間的調整來加以校正，這個部分在生理時鐘的篇章會更仔細地說明。

睡與醒的切換

你也許有過非常熟睡，難被喚醒的經驗？當你睡著後突然來了一

個大地震，這時候你會清醒嗎？如果醒不過來會有什麼樣的後果？

　　睡眠時的意識狀態及身體反應都會下降，但為了因應外來威脅可能帶來的嚴重後果，身體演化出趕走睡意以維持清醒的機制，我們稱之為<mark>清醒或是激發系統</mark>。這個系統不只在危險發生時會啟動，在我們心理上預期可能有危險會發生或有重要的任務要完成時，也都會提升運作。

　　清醒系統運作時會刺激大腦清醒，這時清醒和睡眠會相互抗衡，像在蹺蹺板的兩端，哪一邊的力量大，就會促使個體處在那一個狀態。你可以想像是一個開關，幫忙身體切換睡與醒，兩端運作協調就沒問題。但是當清醒的力量較大時，個體就會睡不著（切換到清醒模式），或當睡眠雙系統出狀況時，身體則無法切換成睡眠。睡眠雙系統會受到恆定系統以及生理時鐘的影響，而清醒力量則是會被壓力、威脅、情緒及動機所誘發，科學家稱這個機轉為睡與醒的開關理論。

基礎單元

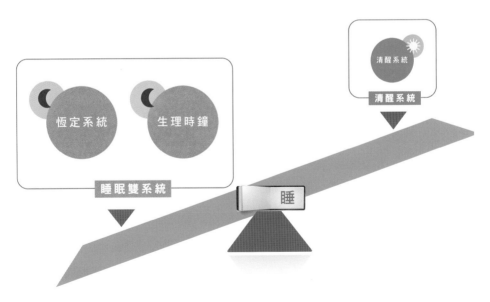

■ 三系統蹺蹺板圖

我們如果要能好好睡覺，除了睡眠驅力要充足，生理時鐘保持穩定，清醒系統若太強大，還是極有可能會切成清醒模式而睡不著。

基礎4 當睡眠調控系統失調時

▌失眠的定義

個體在面對壓力或威脅時會啟動清醒系統，讓你不易入睡，這樣的經驗是否叫失眠？如果這樣的失眠是大腦正常運作，甚至有利於生存，那臨床上的失眠是如何界定的呢？

在臨床上，失眠是一種主觀的困擾，指的是當個體對自己睡眠的質與量不滿意，感覺睡不夠，睡不飽。具體來說，失眠主要有三種症狀：入睡困難、睡眠中斷、早醒難再入睡（也是「失眠八類型分類量表」裡的第3至5題），若經歷到其中任何一種症狀都算是失眠。然而，有失眠症狀不等於臨床上定義的失眠症。臨床上的失眠需符合下面的條件：每週至少發生三次，持續三個月（「失眠八類型分類量表」

慢性失眠評估法則

▶ **入睡困難** > 30分鐘*

▶ **睡眠中斷／淺眠** > 加總30分鐘*

▶ **過早醒來** > 30分鐘*

上述 　> 3次／每星期

☑ 持續三個月

☑ 影響日常生活功能

☑ 在合適環境及條件之下

*30分鐘為參考標準，臨床診斷仍以個案的感受為標準

裡的9、10題），並且干擾到白天的功能，造成疲勞、注意力不集中、記憶力下降、心情受影響、焦慮及易怒等（「失眠八類型分類量表」裡的6至8題）。

失眠症表示你調控睡眠及清醒的系統失調了，但如果你的失眠源自於鄰居噪音的干擾，或是遇到輾轉難眠的牙痛等特殊情況，這些並不屬於合適的環境條件，因此不算是失眠。

要如何判斷有入睡或睡眠維持困難？目前的診斷標準仍然以主觀感受為主。有些人可能每天躺在床上一個小時才入睡，但覺得很習慣，且喜歡跟自己的意識獨處；有些人可能在20分鐘入睡，卻已經覺得很痛苦。一個客觀的參照標準通常是30分鐘，若入睡或夜間醒來後無法再入睡的時間超過30分鐘，可能代表有失眠症狀。不過，即使有這樣的症狀，還是要看它是否影響了白天的功能。倘若入睡所需時間長，但對日間生活沒有明顯的影響，就無需過度擔心。以上慢性失眠的評估法則請見左頁表格整理。

根據不同國家的大型研究調查，至少有四分之一，甚至到五成的受訪者有過失眠症狀；達到慢性失眠診斷的受訪者比例也不低，大約在一成上下。台灣的失眠比例的數據也類似，根據台灣睡眠醫學學會2015年的調查顯示，有41%受訪民眾表示自己有過失眠症狀，有20.2%失眠症狀的頻率平均每週三天以上並持續達三個月，而有10.3%失眠症狀已經干擾到白天的功能，也符合慢性失眠的診斷。

從失眠症狀到慢性失眠診斷是一個發展歷程，有些人可以在早期階段恢復正常的睡眠，但有些人從暫時的失眠症狀逐漸發展為慢性失眠症。因此，瞭解失眠是如何發展到慢性化至關重要，雖然無法完全避免在重大壓力下失眠，但我們的目標是讓你不要成為夜夜失眠的慢性失眠症患者。

▌失眠的病程：3P 模式

　　慢性失眠的發展可以視為逐步發展的歷程，那麼這個歷程是如何發生的？有哪些相關因素會讓這個歷程開始和持續？失眠研究的學者斯皮爾曼（Spielman）於1986年提出了「3P模式」，這個模式主導了後續對於慢性失眠的瞭解，也引導了失眠認知行為治療的發展方向。

　　3P分別代表了前置（Predisposing）、促發（Precipitating）、持續（Perpatuating）因子，代表失眠發展過程的不同階段，也是導致失眠發生及慢性化的因子。

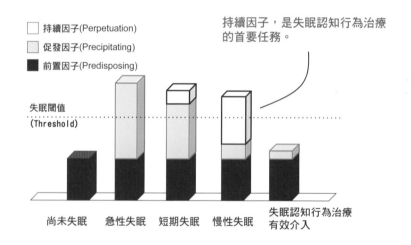

(Spielman AJ et al., 1986)

■ 失眠 3P 模式

1. 前置因子（Predisposing）

　　指的是讓個體容易失眠的潛在個人特質，像是要求完美、焦慮緊張的個性、夜貓子的生理時鐘型態，或是睡眠債的補償機制運作較差，甚至可能是遺傳原因等。擁有這些特質的人未必會失眠，但在特

定情境下會更容易出現失眠問題。

在圖中最左側可以看到，前置因子具有潛在的失眠風險，但不見得會達到失眠閾值，通常是出現了促發因子，才會超出失眠閾值而開始失眠。

2. 促發因子（Precipitating）

指的是導致失眠出現的事件或狀態，經常是一些壓力事件，如工作壓力、失戀、失業等，但引發情緒或生活改變的正向事件，如中樂透、結婚、退休、生小孩等，也可能促發失眠。

在圖中可以看到，如果已經有一定程度的前置因子，在促發因子出現之後，便可能超出了失眠閾值而開始失眠，我們稱為急性失眠或是短期失眠。促發因子事件過後或適應了之後，失眠就應該消失，回到未失眠的狀態，但部分個體的失眠還是持續，變成了慢性失眠。為什麼呢？因為持續因子出現了。

3. 持續因子（Perpatuating）

許多接受失眠認知行為治療的失眠者常常詢問，導致失眠的壓力早就排除了，為何還是夜夜難眠？也許問題就出在失眠之後開始太關注「睡覺」！

導致失眠持續和慢性化的原因，通常是因為開始失眠之後出現的不良行為或想法，例如因為睡不好，白天過度休息或補眠、提早上床睡覺、擔心自己睡不好等。這些行為和想法會阻礙睡眠系統正常運作，或提高清醒系統的力量，進而干擾正常睡眠，讓失眠持續。

而降低在圖中慢性失眠區裡超出虛線的持續因子，正是失眠認知行為治療的首要任務。我們要找出這些持續因子，改善它們，讓它們消失，或是降低到失眠閾值的虛線以下。

倘若你沒有慢性失眠或已經改善，我們會建議你注意不要讓持續

因子出現，以避免再度發展成慢性失眠。如果又因為壓力而再一次促發急性失眠，但只要壓力事件降低（如同下張3P模式的修改圖），持續因子沒有出現，並且有良好的睡眠習慣、合理的信念，有正確的睡眠行為，失眠就不會再發展成慢性失眠。

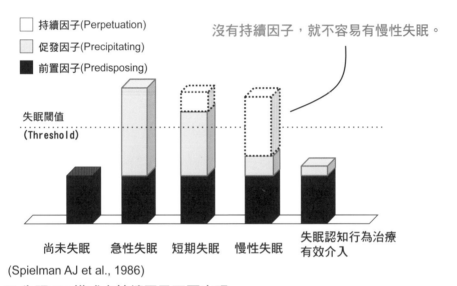

(Spielman AJ et al., 1986)

■ 失眠 3P 模式之持續因子不再出現

你可能會好奇，持續因子可以透過失眠認知行為治療解決，而促發因子有可能隨著時間或是壓力解除慢慢下降，那我們是否要處理在圖中一直沒有變化的前置因子呢？在臨床實務上我們也發現很多人失眠都和潛在的個人特質息息相關。如果有機會降低3P圖中的前置因子（如右圖），是否有機會更澈底、更全面地改善失眠？沒有錯！但個人特質的改變難度較高，通常需要長期的心理治療協助。若有機會可以改善前置因子裡的個人特質，不僅可以更澈底改善失眠問題，還有助於降低失眠再發程度，因為導致你失眠的前置因子已經不高，即使促

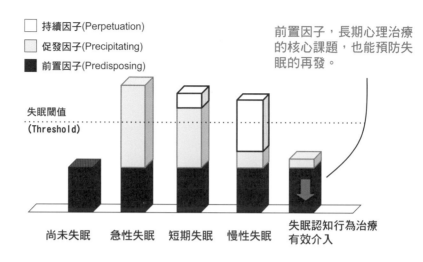

持續因子(Perpetuation)
促發因子(Precipitating)
前置因子(Predisposing)

前置因子，長期心理治療的核心課題，也能預防失眠的再發。

失眠閾值
(Threshold)

尚未失眠　急性失眠　短期失眠　慢性失眠　失眠認知行為治療有效介入

(Spielman AJ et al., 1986)

■ 失眠 3P 模式之改善前置因子

發因子帶來壓力，可能並不足以觸發失眠的閾值。

基礎 5 睡眠的量測與評估

接下來我們會介紹幾種常見的量測睡眠方法，讓你在改善睡眠時能評估自己睡眠的狀態，做為調整策略的參考並評估效果。

▍睡眠日誌

失眠認知行為治療中最重要的關鍵之一。是透過每天記錄監測自己的睡眠狀況和模式，記錄包括上床時間、關燈睡覺的時間、入睡的時間、入睡後醒來的次數與時間、早上醒來時間、早上開燈時間、主觀睡眠品質，和白天的精神與小睡、運動、咖啡因的使用等訊息，再就這些訊息換算出一天的睡眠量，以及反應整體睡眠狀態的睡眠效率

等參數。

睡眠日誌詳細記錄了個體睡眠習慣與模式，有助於識別睡眠模式當中的問題，以及評估治療當中的變化。睡眠日誌相對簡單且經濟實惠，由於是每天記錄，較不會因為自我報告的偏誤而有所誤導，但記錄仍有賴於個案的配合。

睡眠日誌有很多不同的形式，有較為簡便的畫線版，和可記錄數字、較為精確的表格版。

畫線版的睡眠日誌
https://hao-mong.tw/sleeplog-draw/

表格版的睡眠日誌
https://hao-mong.tw/sleeplog-sheet/

▎活動腕錶與穿戴式裝置

活動記錄腕錶（actigraph）是客觀睡眠測量方法中最簡便且有一定效度的測量工具之一。這種手環或手錶的儀器內置加速規，可記錄個案的活動量，並且透過演算法，以每30秒或每分鐘為一單位，換算出每個單位是睡著或清醒的狀態，進而計算出睡眠總時數、入睡所需時間、半夜醒來的時間、早晨醒來的時間，以及睡眠效率等參數。連續多天的記錄可以評估個案的晝夜節律，使其成為臨床評估及研究上都可靠的睡眠測量工具。

活動記錄儀雖然以活動量做為估算睡眠的資訊來源，能夠區分出睡跟醒的時間，但無法區分不同的睡眠階段或睡眠深度，而且清醒不動的狀態很容易被誤判。研究顯示活動腕錶在判斷夜間睡眠有很好的一致性，但在判斷清醒的正確性偏低。由於正常睡眠的受測者夜間醒

來的比例較低，所以整夜睡眠量測的誤差不大，但可能會高估了睡眠疾患受測者的睡眠量。因此在臨床上通常會參照個案的主觀評量，也就是搭配睡眠日誌，以得到更精準的睡眠量測結果。

近年來許多智能手錶、手環等（如Apple Watch、Fitbit、Garmin等）穿戴裝置也都發展出監測睡眠的功能，也可以做長期的記錄；另有一些針對睡眠監控發展出來的腕錶、戒指等（如心保腕錶、Oura Ring等）。這些設備除了偵測活動量的加速規外，通常還具有光學心率監測的功能，其演算法可以透過更多參數的計算稍微區分淺睡與熟睡，甚至不同的睡眠階段。

然而市售的穿戴裝置無法量測腦波活動，故現階段仍無法精確區分和判讀睡眠階段及深度，演算法也需要精進，因此尚未普遍應用於臨床評估及研究上。

▎多頻道睡眠檢查（Polysomnograph, PSG）

多頻道睡眠檢查是睡眠醫學領域量測和評估睡眠的黃金標準，通常在醫院或研究機構的睡眠檢查室中進行。這項檢查能夠同時記錄多項生理參數，以判斷睡眠的不同階段、深度，並偵測睡眠中的生理異常。通常包括監測腦波活動（EEG）、眼球運動（EOG）、下巴及腿部的肌肉張力（EMG）、簡易心電圖（ECG/EKG）、口鼻呼吸氣流、胸部及腹部的呼吸運動，以及血氧飽和度。

PSG檢查需要專業設備和訓練有素的技術人員執行，個案也需要至少一整夜在睡眠中心接受檢查。技術員需依據整晚記錄的資料進行睡眠階段的判讀，找出異常的生理活動，需要相當的人力及時間才能獲得結果。PSG並非針對失眠標準的檢查，但若懷疑有干擾睡眠的生理異常（如，睡眠呼吸中止），或長期治療效果不佳，則建議安排

PSG檢查，以排除可能的干擾因素。

基礎6 自我評估

評估時間：閱讀完基礎單元後進行，大約30分鐘。

評估內容：整理自己的失眠發展歷程，完成「失眠發展歷程記錄表格」中的失眠病因3P模式＋3系統，並根據表格中各系統的總勾選數量形成分類結果，展開屬於自己的閱讀順序及治療計畫。

這份表格採用3P模式＋3個系統（恆定系統、生理時鐘、清醒系統）的干擾因子為基礎，請依照自己的狀況勾選。有些因素可能會影響到一個以上的系統，有些因素或許難以歸類，例如長期使用助眠藥物造成了心理的依賴，就將因素放到「其他」的類別。完成記錄之後，就能更瞭解自己的失眠是如何開始與發展的。

如果有不清楚如何勾選的地方可以跳過，等讀完全書之後再回頭做評估。再次提醒，這張表格是一個引導，協助你自主找到失眠問題。嚴重的失眠問題、複雜的失眠成因還是需要諮詢睡眠專科醫師與失眠治療專業人員。

失眠發展歷程記錄表格：失眠病因3P＋3系統

3P 模式類別	干擾因子		
	清醒系統	**生理時鐘**	**恆定系統**
前置因子	□遺傳體質		
	□人格特質：焦慮傾向、憂鬱傾向	□極端的晝夜節律型態（例如，夜貓子的特質）	□睡眠剝奪後的補償作用較弱。（例如，睡眠被剝奪後，隔天也無法睡比較長）
	□人格特質：完美主義、控制傾向	□生理時鐘缺乏彈性	
	□人格特質：情緒壓抑、A型人格	□青少年時期習慣於寒暑假過度晚睡晚起	
	□其他：	□其他：	□其他：
	清醒系統	**生理時鐘**	**恆定系統**
促發因子	□生病或住院		
	□情緒困擾：憂鬱症、焦慮症	□工作或作息時間變換：退休	
	□工作或作息時間變換：更換至接近睡前的工作時間、太晚下班		□情緒困擾：憂鬱症、情感低落
	□壓力事件：正向或負向	□工作或作息時間變換：時差、輪班工作	□日間陪小孩，或是被照顧者午睡
	□臥室環境不利於睡眠	□經歷一段長假期、休假，過度晚睡晚起	
	□更年期症狀影響		
	□其他：	□其他：	□其他：

持續因子	清醒系統	生理時鐘	恆定系統
	□提早上床		
	□過度擔心失眠	□躺床睡覺的時間過長	
	□增加壓力的睡眠信念	□週末補眠	
	□刺激性物質的使用		□白天過多補眠
	□睡前缺乏放鬆的時間	□白天缺乏適當的光照	□白天缺乏活動
	□半夜看時鐘確認能睡覺的時間	□睡前長時間（大於1小時）使用3C產品	□配合睡不好，刻意減少白天活動
	□安眠藥的不當使用或依賴		
	□其他：	□其他：	□其他：

	清醒系統	生理時鐘	恆定系統
前置因子勾選	＿＿個	＿＿個	＿＿個
促發因子勾選	＿＿個	＿＿個	＿＿個
持續因子勾選	＿＿個	＿＿個	＿＿個
總勾選數量	＿＿個	＿＿個	＿＿個

　　若某系統勾選數量較多，可以先從該系統的章節開始閱讀。也可以藉由「失眠八類型分類量表」，根據你的失眠成因分類，找出閱讀本書最適合的順序。

A 清醒系統
Arousal system

清醒系統説明單元

現代人的清醒系統

現代人最常見的失眠原因莫過於「壓力」。為何壓力會讓你失眠呢？清醒系統是一種人類的生存機制，在遠古時代，人類會面臨到的生存威脅如天災或猛獸的攻擊，因此有必要保持警覺，並抑制睡眠系統。因此，失眠在這種情境下並不是個問題，甚至被視為生存的技能。如果你容易在壓力下失眠，表示你的大腦擁有優越的生存機制。

然而，由於大腦的演化跟不上環境變化，這項優越的生存機制反而成為失眠問題的原因。當你工作時被老闆唸了、與青春期孩子溝通不愉快、明天有個重要的會議，這些壓力會被大腦解讀成威脅，你的

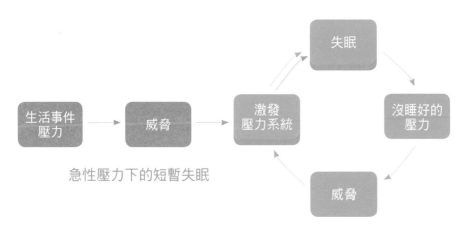

■ 失眠形成及其惡性循環圖

身體需要好好睡一覺，大腦卻讓你保持警覺，無法入眠。

　　如果你已長期失眠，每逢夜幕低垂，大腦中的清醒系統啟動，睡眠系統被壓抑，你都無可避免會面對沒睡好的壓力及威脅，讓你進入失眠與壓力的惡性循環（如左圖）。

▍失眠與壓力相關的科學實證

　　睡眠研究學者波內特（Bonnet）及艾倫德（Arand）早期的研究指出，失眠患者在壓力反應方面的多項指標高於好眠者，包含心跳速率、體溫、代謝率、壓力荷爾蒙的測量值。透過心跳變異率測量自律神經系統也顯示，失眠患者的交感神經活性處於過度活化的狀態，這些差異在夜間及白天都存在。除此之外，失眠患者若是晚上沒有睡好，白天應該會感到嗜睡，但他們的研究也發現，儘管失眠者在白天會覺得疲憊，往往也無法入睡。他們據此提出失眠並非專屬夜間的異常，而是一整天24小時都呈現生理過度激發的「過度激發症候群」（hyperarousal syndrome）。很多到醫院求診的失眠患者通常被診斷為「自律神經失調」，凸顯了失眠患者的壓力反應系統處在過度激發的狀態。

　　後續的研究也顯示失眠患者腦部的活動經常過度活躍，多項研究皆發現失眠患者的高頻腦波的功率比好眠者的來得強，顯示其腦部經常處於過度活化的狀態。匹茲堡大學諾法辛格（Nofzinger）等人的正子斷層造影研究也發現，失眠患者無論睡眠或清醒時，腦部的代謝相較正常受試者來得高，而在入睡過程中，失眠者在促進清醒的腦幹區域的活化程度也下降得較慢。

　　基於這些發現，賓州州立大學的帕立斯（Perlis）提出了「神經認知取向」的理論，認為失眠患者的大腦在入睡前和腦波呈現剛入睡左

右時，仍然處於處理內外在訊息的狀態，這使得患者主觀上仍然感覺到自己醒著，所以會知覺到較長的入睡時間以及較短的睡眠總時數，進而感受到有失眠的困擾。他也用這個理論來解釋失眠患者常見的「睡眠錯誤知覺」的現象，即當腦波已經進入睡眠狀態時，患者仍覺得自己是醒著，也就會覺得自己入睡的時間特別長，睡著的時間比客觀記錄到的睡眠時間來得較短。

為何失眠者的清醒系統或壓力因應系統呈現較高的激發狀態呢？這方面有許多的研究探討以及理論的解釋。首先，失眠患者可能在特質上對於壓力的反應較為敏感，容易在壓力下出現短暫睡眠的困擾，這種特質被稱為壓力下的「睡眠反應性」。這種特質或許能追溯到童年時期，例如在考試前或旅行前會感到焦慮，或是太興奮而睡不著。國內政大睡眠研究室於2014年發表了一篇針對大學生的研究指出，睡眠反應性的高低能夠預測六年後是否會出現失眠問題。國外的長期追蹤研究也證實了，睡眠反應性高是失眠疾患的前置特質。此外，一些與壓力反應較高相關的人格特質，如神經質、完美主義等，也都有研究顯示與失眠有關。因此，壓力反應較高的讀者必須認識自己這個生存能力較強的特質，但也要試著不讓這個特質干擾了舒適的睡眠。

擁有較高的壓力反應特質並不意味著失眠就是你的宿命。有這種特質的人雖然容易在面對較大壓力時受到影響，但是可以避免失眠慢性化成為長期的困擾。就像之前提到的3P理論的失眠發展過程，以及本單元談到現代人的清醒系統情況一樣，容易失眠的前置特質會讓你在生活壓力下出現暫時性的失眠，如果沒有足夠瞭解與調適自己的特質，讓失眠逐漸成為壓力的來源，失眠就可能逐漸演變成為慢性問題。

這些讓失眠演變為慢性問題的原因常常涉及到失眠的心理歷程或因應行為。如果你的信念上認為，一個晚上沒有睡好會對隔天的表

現、健康、情緒等產生重大影響，那麼暫時的失眠就成了巨大的威脅。每個晚上的睡眠就像一場考試，你躺在床上試圖入睡時會一直關注自己有沒有睡著，還有多少時間可以睡。這種狀態就類似於面臨猛獸攻擊，無法安然入眠。

加拿大著名的失眠研究學者莫林（Morin）整理出容易引發睡眠焦慮的相關信念如：「我每天需要八小時的睡眠，白天才會有精神，工作表現才會好」、「如果我在白天感到疲累、沒有精力或是表現不好，通常是因為前一晚睡得不好」、「如果一兩天沒睡覺，我擔心可能會精神崩潰」、「我擔心自己可能失去控制睡眠的能力」。他發現失眠者對於這些信念同意的程度較好眠者高。加州大學柏克萊分校心理系的學者哈維（Harvey）及其研究團隊讓受試者嘗試入睡時報告腦中的想法，結果顯示失眠者的腦中會出現更多負面想法。哈維的研究更進一步發現，失眠者為了因應失眠，會採取更多反而會干擾睡眠的行為，例如半夜醒來看時鐘、強迫抑制腦中的想法、提早上床等，這些行為不但可能造成清醒系統的激發程度更高，又可能干擾了恆定系統及生理時鐘的效能（例如提早上床），最終更加重了失眠。心理學者將這些行為稱為「安全行為」，雖然執行這些行為好像能降低威脅，感覺比較安心，實際上卻是讓失眠更加慢性化。

英國牛津大學的埃斯皮（Espie）提出了失眠者的「注意力—意圖—努力」模式，認為失眠一旦成為慢性失眠者的壓力來源，睡眠相關的訊息及環境線索會很自動地吸引失眠者的注意力，促發他們想要擺脫這個威脅的意圖，進而努力設法去睡；然而如前所述，這時候所採取的因應行為往往無效，反而更加干擾睡眠。埃斯皮的研究團隊也利用認知心理學的實驗方法，證明了失眠者的自動化注意力的現象。在實驗中，他們在電腦螢幕上快速展示有許多物體的圖片，再快速展示其

中某些物體移除的圖片，包含一些睡眠相關物品（如泰迪熊、寢室用的拖鞋）。結果顯示，相較於一般受試者，失眠者更容易注意到睡眠相關物體的改變。如果你是長期飽受失眠困擾的人，可以想想是否有過這樣的經驗。當電視購物台、網路，甚至街上的看板出現床、寢具或助眠食品的廣告時，你會不由自主地注意到，即便原本並沒有購買的意圖，但會忍不住多看一眼，甚至下單購買。

整體而言，過度激發病理是目前失眠病因最主要的理論，得到許多實證研究的支持。換句話說，失眠的原因不見得是睡眠系統的問題，而是由於過度清醒！研究顯示失眠者的清醒系統及壓力因應系統在白天及晚上都有較高的激發特性，然而，這些特質再加上想法、信念、認知歷程的改變，以及不當的因應行為而導致失眠成為慢性問題。這些心理狀態及行為可以透過失眠認知行為治療的技術來協助改變。

清醒系統檢核表

想知道自己的「清醒系統」是否有過度激發？以下檢核表列出清醒系統容易過度激發的特質，或是清醒系統過度激發的心理、行為及睡眠特徵。讀者可參考這份檢查表，看看自己符合了幾項：

☐ 你有要求完美或有控制感傾向。

☐ 近期處在有壓力的狀態下。

☐ 面臨生理或心理疾病，像是焦慮、憂鬱、疼痛，或是近一個月內有住院。

□ 有明顯的生活改變，像是結婚、生小孩等，或近期有工作上的
　變化，像是升遷、換工作、離職、退休等。

□ 對自己的睡眠有明顯的擔心。

□ 睡前沒有放鬆的時間。

□ 半夜醒來會看一下時間，以確定自己還有多少時間可以睡。

□ 有接觸刺激性物質的習慣，像是咖啡、菸、酒等。

□ 覺得白天的精神或身體狀態不佳，都是因為睡不好造成的。

□ 有機會在白天小睡片刻，但也睡不著。

每一個勾選代表1分，得分的評估如下：

7-10 分	「清醒系統」明顯影響了你的睡眠，建議要好好閱讀「清醒系統」單元，了解為什麼「清醒系統」會干擾了睡眠，並使用書中的建議與方法，透過降低「清醒系統」的干擾來提升睡眠品質。
3-6 分	「清醒系統」略微干擾了你的睡眠，仍建議進一步閱讀「清醒系統」單元，預防日後因為「清醒系統」過度激發而導致失眠。
0-2 分	恭喜你！你的「清醒系統」目前運作得不錯。

提醒：本書的檢核表僅為了解你的狀況，並非醫療臨床診斷，請勿過度診斷及標籤。

A 清醒系統說明單元

清醒系統核心單元

A1 什麼是清醒系統

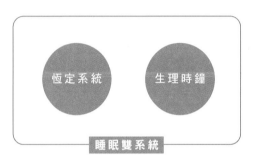 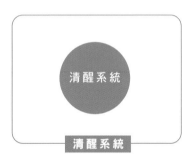

■ 睡眠雙系統與清醒系統

　　我們在基礎單元中提到了睡眠雙歷程和清醒系統。你的睡眠出了狀況，可能和睡眠雙系統中的「恆定系統」或「生理時鐘」有關，這兩個系統調控你能睡多久，以及在什麼時間能睡。它們主導了你的睡眠，和你的「睡眠能力」息息相關。

　　如果你的評估結果建議你要特別閱讀這個章節，代表你的睡眠問題可能來自於和睡眠雙系統對立的「清醒系統」，你可能過於警覺、焦慮，或是無法放鬆。

█ 清醒 vs 睡眠

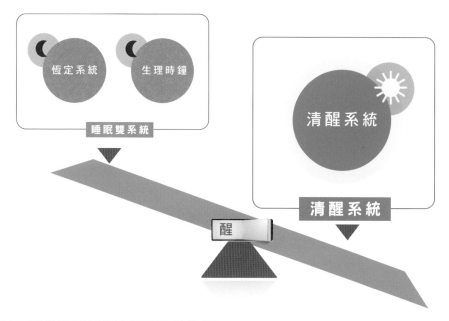

■ 三系統蹺蹺板圖之清醒系統失調

清醒系統與睡眠雙系統可以視為蹺蹺板的兩端，透過兩端的交互拮抗來調節清醒和睡眠之間的平衡。清醒系統過於強大，可能和一個人的亢奮、焦慮，隨時處在備戰狀態有關，這會讓蹺蹺板失去平衡，身體切換成清醒模式，進而干擾睡眠。即使在這樣的狀況下，就算你有足夠的能量消耗，恆定睡眠驅力夠高，加上時間對了，生理時鐘也到了該睡覺的時間了，你還是怎麼睡也睡不著。

在臨床上，我們會用月亮和太陽來強調這兩端的關係。你可以想像睡眠雙系統的「恆定系統」與「生理時鐘」就像月亮一樣，當你看到月亮時，表示接近要睡覺的時間，也就是天要黑了；但是你可能也有經歷過，明明看到月亮了但還沒天黑。因為在某些特定時間，大多

在傍晚時，太陽還沒完全落下。真的構成天黑，除了月亮出現是構成要件之外，太陽也要落下。這和我們的睡眠很相似，若要能入睡，除了「恆定系統」與「生理時鐘」要發揮作用之外，「清醒系統」也不能夠太強大，睡眠才會正常出現。

「清醒系統」的主要中樞位於腦幹的網狀活化組織，負責促進清醒並抑制入睡驅力。在白天，清醒系統讓我們保持清醒和警覺，而在晚上，它逐漸減弱，特別是在接近睡眠的時間，讓我們能夠啟動入睡並保持睡眠狀態。當這些系統都處於平衡狀態時，就像穩定的翹翹板一般，我們就可以在適當的時間入睡和醒來，從而獲得良好的睡眠質量。

▍山洞外的大熊

清醒系統過高通常和壓力有關，這也是現代人常見的失眠原因之一。不過清醒系統提高並不一定是壞事，因為它在壓力下提高能夠保護我們，甚至讓人類祖先得以生存下來。

當壓力或危險出現時，我們的身心會產生一連串的生理及心理反應，被稱為「戰逃反應」。這些反應主要由人體自律神經系統調控，用以讓個體遭受威脅時能有效因應，具有正面的目的。下表列出了常見的戰逃反應。

戰逃反應及其目的

	戰逃反應	主要目的
肌肉	肌肉急速緊繃	加快作業時間、提升體能
呼吸	呼吸加快	吸取更多氧氣
心跳	心跳加速	將能量送至全身
腸胃	消化作用減緩	節省能量
注意力	警覺性提高	面對挑戰

如果你生活在遠古時代，你的壓力可能是在荒郊野外遇到一頭大熊，這個時候你要迅速決定是「戰鬥」還是「逃跑」，兩者都需要很大的能量及力氣。你的交感神經及腎上腺素會啟動和提高，讓肌肉急速緊繃，以利於逃跑或是戰鬥；你的呼吸會加快以吸取足夠的氧氣；心跳會加速，讓能量能夠送至全身。表格中前三項紅色框的加快、加速的「戰逃反應」，都是為了讓你可以因應威脅，順利渡過難關。

　　為什麼第四項（綠色底框）的腸胃是減緩消化作用呢？因為減緩消化作用可以節省能量，讓你有足夠的精力面對威脅。這也說明了有一些人在壓力之下會出現消化道的問題，像是腹瀉、胃潰瘍等。

　　對於最後一項（藍色外框）警覺性提高，主要和我們的認知功能及情緒有關。當壓力或危險來臨時，為了確保安全，我們會將注意力放在周遭的壓力或威脅相關的刺激上。若壓力或危險一直沒有解除，我們就無法進行有彈性的思考，在長期壓力的影響下，可能會出現注意力窄化、思考僵化等認知功能的問題。

　　我們可以思考一下長期壓力的影響，以及我們可以有什麼因應策略？

　　想像你為了躲避大熊的攻擊躲進一個山洞，大熊在山洞外徘徊，你的「戰逃反應」會持續。但是你疲憊了想要睡覺，你的肌肉仍然緊繃、呼吸及心跳快速，大腦還在提醒你要注意外在危險，儘管你很累，卻仍然睡不著，即使好不容易睡著了也容易半夜醒來及淺眠，想要確定危險是否已經解除。

　　大熊一直不離開，就如同你的壓力一直沒解決，我們就會開始出現生理的不適甚至身心疾病。肌肉長期急速緊繃就可能出現肌肉痠痛、僵硬、無力感、頭痛等長期影響；呼吸長期加快就可能出現呼吸急促、過度換氣、氣喘等影響；心跳長期加速就可能出現心跳過速、

戰逃反應長期影響及因應策略

	戰逃反應	目的	長期影響	因應策略
肌肉	肌肉急速緊繃	加快作業時間、提升體能	肌肉痠痛、僵硬、無力感、頭痛等	漸進式肌肉放鬆法、直接放鬆法
呼吸	呼吸加快	吸取更多氧氣	呼吸急促、過度換氣、氣喘等	腹式呼吸法
心跳	心跳加速	將能量送至全身	心跳過速、心悸、心血管問題等	腹式呼吸法
腸胃道	消化作用減緩	節省能量	腹瀉、胃潰瘍	消化系統改善
注意力	警覺性提高	面對挑戰	注意力窄化、思考僵化	各式放鬆訓練、心理治療、壓力因應

心悸、心血管問題等，現代人的文明病大多和壓力脫離不了關係，我們從這個表格及邏輯就不難了解。

現今社會的壓力型態當然不是像大熊一樣的威脅生命，但是遇到工作、家庭、健康、經濟，或是人際等壓力，身體還是會啟動「戰逃反應」，因此而出現入睡困難、淺眠易醒，甚至多夢、睡眠品質不佳的問題。更麻煩的是，當失眠開始慢性化，而睡眠成為壓力的來源時，便會進入壓力干擾睡眠，而失眠又帶來壓力的惡性循環。

如何才能打破這個惡性循環？最直覺的方法是在睡前減緩、減弱那些加快、加速的生理反應。這個單元會教你腹式呼吸法、漸進式肌肉放鬆法、直接放鬆法等放鬆訓練；除了降低壓力生理反應以外，也可以透過認知的調整，降低失眠所帶來的壓力感受。這些方法的原理、執行步驟及練習細節，我們會於後面的章節為你一一整理。

附帶一提，調整壓力除了有助睡眠之外，對於身心健康也有直接助益。在壓力狀態下的心血管系統、消化系統、代謝功能、免疫系統、情緒調節，及認知功能等都會處於非常態的運作模式，長期下來對於身心健康會造成負面影響。希望你能跟著我們做放鬆訓練來調適壓力（會在後續章節詳細說明），有效地讓你的生理運作與心理及認知功能恢復常態。

A2 如何在睡前降低清醒系統

　　往往有失眠者把睡覺擺第一，到了晚上就對自己耳提面命，睡覺時間一到必須立刻上床，因為擔心睡不好，總不忘把握任何可以睡覺的機會，就寢的時間一到就立即收拾手邊的工作，迅速上床躺平，彷彿分秒必爭期待秒睡。但是你的身體準備好要睡了嗎？大腦也準備好要睡了嗎？我們要提醒你，這樣的睡眠習慣其實不太理想。

▌等旋轉的風扇停下來

　　為什麼時間一到盡快上床不好？為什麼要等身體與大腦都準備好要睡覺了才是理想狀態？當你關掉電風扇的開關，電風扇的扇葉會立刻停止嗎？不會，雖然電源中斷了，扇葉仍因為慣性而繼續緩慢旋轉，過一段時間才會完全停止；就算風扇停止了，但上前摸摸風扇的機身，可以感受到內部的馬達仍然微微發熱。失眠者要睡覺前的頭腦其實就像止不住的風扇一樣轉呀轉個不停；想有一夜好眠必須等待睡意浮現，一如風扇從旋轉中到完全靜止需要花時間等待。千萬不要期待說睡就睡，這是不太合理的期待。

　　因此我們會建議，不管再怎麼忙碌，時間再怎麼不夠，也不要時

間一到立刻跳上床。建議失眠者規劃一段固定的睡前放鬆時間，就像讓風扇慢慢停下來一樣，慢慢關機。你可以做放鬆練習，或者做些靜態放鬆的活動，時間至少15分鐘，理想的話安排半小時至一小時，並且養成習慣。你也可以什麼都不做，用發呆來培養睡意，也可以規劃一些固定的活動，建立自己的睡前儀式。

建立自己的睡前儀式

睡前放鬆時間及睡前儀式對於降低清醒系統很重要，因為它有助於向身體發出信號，告訴我們是時候準備睡覺了。 固定的睡前儀式有助於與睡眠產生連結，也就是心理學上所謂的「制約」，成為開始放鬆、啟動睡眠的信號，創造一個更平靜、更放鬆的睡眠氣氛與環境，以帶來良好的睡眠品質、睡眠效率，甚至可以改善情緒和身心健康。

睡前儀式的原則

睡前儀式的效果會因人而異。 失眠者要注意以下四項原則：

1. **固定且一致**：每晚在固定的時段執行，一般是上床睡覺前至少30分鐘到一個小時，讓睡前儀式盡量維持一致和穩定，因為這會成為身體辨識的關鍵訊號。要提醒的是，盡量挑選簡單不複雜的行為，讓自己可以輕鬆執行，並且不要太要求完美，或是過度動腦筋。

2. **放鬆且平靜**：以能夠讓你感到放鬆、靜態的活動為主，而且隨時可以停下來也不會提高清醒程度。例如：腹式呼吸法、漸進式肌肉放鬆法，或看合適的電視節目、讀雜誌、聽輕音樂等。若你選擇看電視當作靜態放鬆活動，可以看動物頻道、地理頻

道這類可隨時中斷而不會感到不舒服的節目。相對的，睡前看刺激亢奮的電視、電影，如恐怖片、喜劇等，會使精神高亢，進而影響入眠，在臨床上也遇過有人因睡前看政論性節目而激動得睡不著。聽音樂的話，以能協助放鬆的輕音樂為佳，若聽有人聲的抒情歌，常會不自覺去細聽歌詞，甚至又因此聯想到其他心事，較不推薦。

3. **斷開連接**：睡前活動要與你白天清醒時的活動不同，斷開你與白天工作模式的連接。例如：不要使用電腦或手機，尤其是處理工作事宜，若你在白天會看電視，睡前就要盡量避免。

4. **保有彈性**：嘗試不同的方式和過程，找到最適合你的睡前活動。有些人可能會發現聽舒緩的音樂可以幫助放鬆，有些人可能更喜歡洗個熱水澡或做瑜伽。雖說是固定的儀式，但時間還是可以有些彈性，以配合你生活中的狀態。例如今天比較疲憊，就可以縮短儀式過程；如果你這幾天壓力比較大，想要有多一些放鬆的時間，也可以延長過程。

貼心提醒，這些睡前儀式需要一點適應時間，請參考這些原則並考慮你的個人喜好，制定出適合自己的就寢時間和睡前儀式，找回平靜和恢復活力的睡眠。

▍睡前 4B 誘眠法

依照上述原則，可以在睡前依序做這4件事情，因為英文字母剛好都是B開頭，我們稱之為「睡前4B誘眠法」，也是我們在臨床上很常給失眠者的睡前儀式建議。這4件事看來很簡單，但都有其理論基礎及治療原則。

1B 洗澡時間（Bath time）

執行長度：10-20分鐘

執行時間：睡前30-60分鐘

洗澡是一種放鬆身心的活動，在睡前洗澡也能洗滌身心靈，洗去一天疲憊。如果時間不急，就慢慢來，不要洗戰鬥澡，又忙著去做下一件事。提醒自己，這個洗澡時間就像一個切換的動作，將忙碌切換成平靜，將急忙切換成休息。

從睡眠機制的角度來看，泡澡或洗澡後體溫的改變也是能幫助睡眠的小方法。我們的核心體溫會在準備入睡時開始降溫，大約在睡到一半時是最低溫的時間點，這也是為什麼我們有時半夜醒來會覺得特別冷。接下來核心體溫在過半夜後便會開始增溫，且在我們的起床時間回到日常體溫。

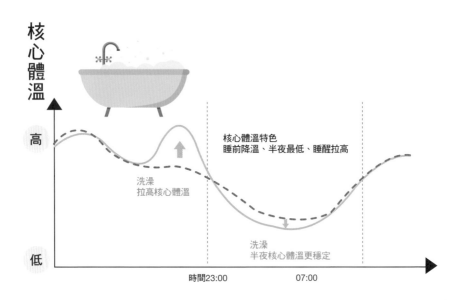

■ 睡前洗澡與核心體溫的關聯

有研究指出，在睡前泡澡或洗澡可以拉高核心體溫，也會讓夜間的核心體溫下降更加穩定，也有助穩定我們的生理時鐘。但也要提醒大家，光透過睡前泡澡或是洗澡來治療失眠是不太可能的，這裡只是想強調，睡前泡澡或洗澡是一個能讓人放鬆，又可能穩定睡眠系統的好選擇。也有些人在洗熱水澡後會覺得過度亢奮，反而難以入眠，對於這些人，我們會建議把洗澡的時間再提前一些。

2B 暫停時間（Break time）

執行長度：5-10分鐘

執行時間：睡前15-30分鐘

常有失眠患者躺在床上，因為大腦的思緒止不住而失眠。這時候可以試著給思緒一個暫停的時間。為什麼會建議讓煩惱在睡前「暫停」，而不是先「不要想」呢？我們先從心理學的「白熊效應」談起。

請你先試看看，在腦中「不要想到」一隻白熊，告訴自己不要想白熊了，不要想一隻全身毛絨絨的白熊，這隻白熊站在一個小島上面，白熊還揮揮手和你打招呼，好的，再次提醒自己不要想到白熊。你有辦法不想到白熊嗎？我相信很困難吧！

當你「不要想」煩惱的同時，就會一直提醒自己是些什麼樣的煩惱，這些「不要想」的煩惱就像白熊一樣一直不斷出現，在腦中揮之不去。這時你可以怎麼辦？我們會建議先在睡前「暫停」這些煩惱，別把煩惱帶上床。

要如何把煩惱暫停下來呢？除了各式的放鬆訓練外，臨床上我們有時候會讓失眠者使用「煩惱記事本」，幫助大腦停止反覆思考與擔心。你可以用下列步驟試試看！這也是我們在臨床上非常推薦的睡前儀式之一。

1. 選擇一個方法

我們會建議用書寫的方式，因為寫字的動作可以讓感官更為集中（握筆的觸覺、文字產出時的視覺），也能讓大腦更為平靜。而且寫字可以協助你整理心中的煩惱。臨床上也有不少失眠者是用手機或是平版寫在行事曆或是電子筆記本上，不過要注意使用3C產品的時間長度。

2. 選擇一個地點

建議指定一個固定的地點，讓你可以好好寫下你的煩惱，提醒自己，這是你唯一可以好好煩惱的地方，煩惱時間結束就將記事本也收在這個地方。此時可以關掉手機來提高專注度。不要選擇讓你太舒適或放鬆的地方（如舒服的躺椅或溫暖的床）。

3. 選擇一個時段

睡前用一段固定時間來煩惱，大約5-10分鐘，建議是在放鬆訓練之前，其他時間就少碰這些煩惱。若寫完煩惱記事本仍然感到焦慮，這時放鬆訓練就派上用場了。

4. 寫下你的小煩惱

在執行的初期可能會不知該從何寫起，或是寫了一堆停不下來。建議你可以用列點或是編號的方式，一來精簡扼要，也可以藉此釐清「煩惱們」；另外，每天都從新的一頁開始，讓昨天的煩惱成為過去的事。

5. 與煩惱說晚安

這是最重要的步驟。煩惱記事本每次寫5-10分鐘，時間一到就告訴自己「停」。你可以設個鬧鐘提醒。當停下來時就闔上記事本，象徵性地和與煩惱說聲「晚安」，就像和家人、伴侶說晚安一樣，明天再見！然後把記事本放在一個固定的位置，甚至可以放到抽屜裡面鎖起來。提醒自己，明天再來想這些煩惱吧！

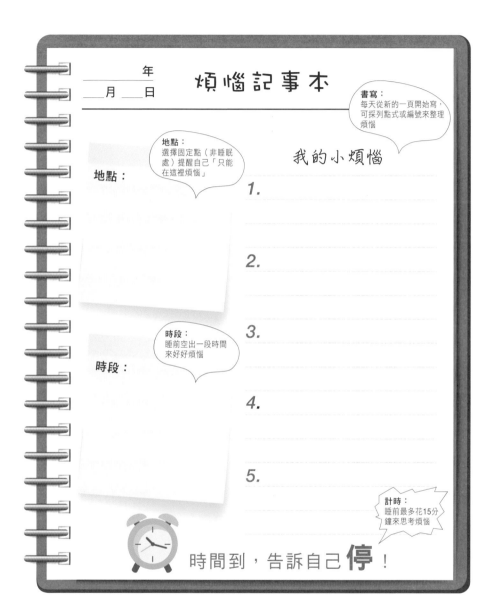

■ 煩惱記事本格式

煩惱記事本使用提醒

1. 刻意書寫

不少失眠者會表示自己沒什麼煩惱可以寫，但真的沒有嗎？進一步討論後會發現，失眠者在睡前覺得自己應該沒有煩惱，但是上床準備要睡覺時，煩惱又會出現，就像前面提的白熊效應，越想不去想，就越會一直想到，睡眠也因此受影響。

所以我們常常建議失眠者在睡前「刻意書寫」。除了能幫你把煩惱找出來，避免在上床後才出現且影響睡眠外，更重要的目的是刻意空出一段與自己相處的時間，與自己的想法、擔憂，或任何思緒相處，這段時間相當難得。所以我們會建議，就算你不覺得有明顯的煩惱，在睡前「刻意書寫」煩惱記事本，就像一位失眠個案的比喻，煩惱的事就會像珍珠奶茶的珍珠們，慢慢地在搖晃後沉澱下來，且在靜止一段時間後穩穩地沉睡在杯底。你可以想像這個畫面嗎？讓人感到十分平靜。

2. 安置你的煩惱

不少失眠個案在後續會談時提到，那些暫停下來的煩惱們還沒有解決該怎麼辦呢？無法說停就停怎麼辦呢？我們常常建議一套安置煩惱的方式：思考這些煩惱被安置的「時段」及「場合」。時段上，我們會建議把煩惱安置在白天，或是自己覺得最安心、最有效率面對煩惱的時段，甚至可以在行事曆上安置你的煩惱，例如：在第三天後的午飯後計畫年底的旅行，這樣一來，你就不會一直把這個煩惱掛在心上。另外也可以想想，這些煩惱可以在之後的某個場合被討論或是處理，像是你跟好友的聚會；若你有在接受心理治療或諮商，更可以把煩惱放心交給你的臨床心理

師。我們在臨床上也很常請失眠者把整本煩惱記事本帶來，在會談時一起面對及處理這些煩惱，這樣也很有助於諮商的進行，算是一舉多得的方式。

3. 不一定要叫煩惱記事本

很多人使用煩惱記事本一段時間後，不再覺得以前的煩惱會干擾睡眠了，於是不想再使用煩惱記事本；也有些人覺得記錄煩惱會一直提醒自己惱人的事物，反而感到壓力。這個時候可把煩惱記事本改個名字，但維持在睡前書寫的習慣以整理自己的思緒。例如可以改為「快樂記事本」、「幸福記事本」，或是「感恩記事本」，把一天裡的快樂事件、幸福時光，以及覺得可以感恩的人事物，在睡前一一寫下來，一來可以提醒自己生活中的美好，也可以稍稍把煩惱排序在後面。若你什麼都不想寫，也可以利用這段時間閱讀一本書，但不要挑會讓自己越來越清醒，或無法中斷閱讀的書。

3B 放鬆時間（Breath time）

執行長度：10-30分鐘

執行時間：睡前5-15分鐘

睡前的放鬆時間可以安撫心靈，降低你的焦慮與「戰逃反應」，是引導睡眠很重要的時間。在這段睡前放鬆時間裡可以做腹式呼吸法、漸進式肌肉放鬆法、直接放鬆法（接下來會詳細解說這些放鬆法），以降低過度緊繃的身體與心靈。

A 清醒系統核心單元

4B 床的時間（Bed time）

執行長度：5-10分鐘

執行時間：睡前0-5分鐘

在治療失眠的認知行為治療法中，有一個幫身體重新培養「床＝睡覺」的治療法，稱為「刺激控制法」，其基本概念是要降低失眠與床的配對連結，讓身體學習到躺上床就是「開始放鬆、準備睡覺」。其中最重要的原則就是避免在床上做睡眠以外的事，像是看電視、看書、玩手機、做計畫等，讓你的身體清楚知道床就是睡覺用的。

除了不要在床上從事促進清醒的行為，也建議不要在床上做放鬆「訓練」。很多人會覺得，如果透過放鬆可以幫助入眠，是不是可以在床上一邊放鬆就一邊嘗試入睡呢？我們會建議初學者不要這樣做，原因有以下兩點：

1. 放鬆訓練是一種技巧，需要學習與練習。在一開始學習放鬆技巧時，你可能還不熟悉對這些方法，而學習一項新事物是需要維持清醒與用心的，所以我們不希望失眠者將這樣思考和清醒的模式和床有連結。

2. 在「刺激控制法」的原則下，任何與睡眠無關的行為都不要帶到床上，因此也不要在床上做放鬆訓練；你可以在床以外的空間練習放鬆後，帶著放鬆的感覺或是培養好的睡意上床，你的床可以成功地和睡眠有更好的連結。有時我們會給失眠個案錄音檔來練習放鬆，或是自行搭配音樂進行放鬆，可能會透過手機或平板播放音檔，在放鬆後還要關上手機或平板。同樣的，我們不希望你在床上使用3C產品，因此會建議放鬆訓練的初學者不在床上做練習。

此外，我們有將「睡眠4B誘眠法」製作成圖文說明：

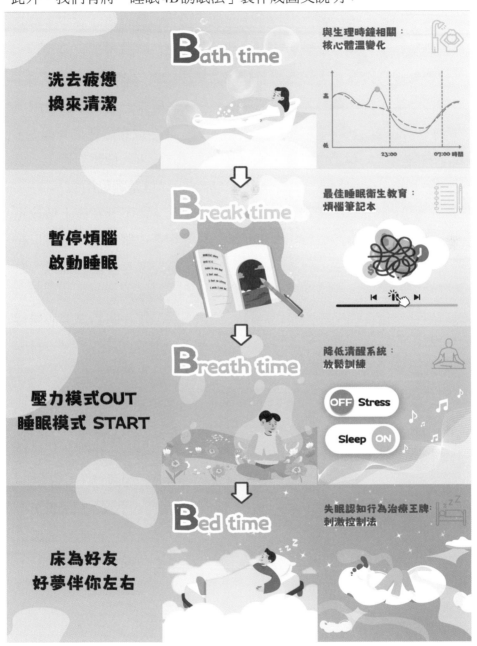

■ 睡前 4B 誘眠法

當然，上述的限制是較嚴格的標準，我們會希望失眠者可以有更多彈性，如果你對放鬆已經有一定的熟悉度，睡前也可以在床上執行放鬆訓練後接著關燈睡覺。不過，你若不是很清楚彈性要怎麼拿捏，或是放鬆訓練練習多久之後可以在床上執行，你可以和失眠認知行為治療的專業人員討論。

A3 清醒系統的放鬆練習

▋ 什麼是放鬆？

放鬆是一個抽象但美好的體驗感受，像是在天空中自由翱翔的鳥或是悠遊於水中的魚，平靜、舒緩、悠閒等，都是放鬆時會有的感受。在什麼時候你會感覺到自己是放鬆的呢？許多人會說「我在睡覺時最放鬆」，但實際上未必。在睡眠時，大腦還是相當忙碌，要處理白天吸收的資訊，甚至可能會延續白天累積的情緒。然而，身心都需要進入放鬆狀態才能容易入眠和一夜好眠。

有別於交感神經系統強烈作用的戰逃反應，放鬆時，身體主要由副交感神經系統主宰，此時心跳會放慢，呼吸趨於穩定平緩，身體的肌肉鬆弛不緊繃。這種狀態最容易幫助我們進入睡眠，進而修復整個身體機能。

▋ 練習腹式呼吸

你的呼吸夠放鬆嗎？腹式呼吸對放鬆有許多好處，讓我們來進一步了解什麼是腹式呼吸，以及怎麼練習吧！

腹式呼吸法

由於肺部本身沒有肌肉，因此我們呼吸主要是透過胸腔空間的擴大及縮小來吸氣及吐氣，其主要機制有兩部分，一是透過肋間肌及周邊肌肉的收縮及舒張，稱為胸式呼吸，另一個是透過隔開胸腔與腹腔的伸展與收縮作用，稱為腹式呼吸。當人處於緊張、焦慮或是有壓力時，為了能更快速呼吸，經常會用胸式呼吸，若是使用過度容易產生胸悶、窒息感、頭昏，甚至換氣過度等情形。腹式呼吸是較緩慢且深層的呼吸，不僅可以減少胸式呼吸的影響，還有以下幾項好處：

好處1：充分氣體交換

腹式呼吸法讓胸腹之間的橫膈膜向下伸展，使呼吸的空間變大，能吸入更多新鮮空氣，並藉由深層吐氣排出身體內的廢氣，不斷讓身體深呼吸，幫助身體充分進行氣體交換。

好處2：放鬆身心

緩慢且深長的呼吸方式可以刺激與強化自律神經系統中掌管放鬆的副交感神經系統作用，降低過度緊繃的身體與心靈，讓身心放鬆。

好處3：轉移注意力

腹式呼吸時會將注意力集中在深吸、深吐之間，可以把注意力從緊張或壓力中轉移開來，在思緒放下的同時，亦有助減輕緊張與焦慮不安的情緒。

好處4：保養身體功能

由於可有效進行氣體交換，促進新陳代謝，達到改善或保養身體的效果。

腹式呼吸法的訣竅

訣竅1：充分呼氣

先做一至兩次充分的呼氣，這樣可以將空氣從肺部的底層擠壓排出，橫隔膜也會大程度的向上提升，下一次吸氣時橫隔膜會明顯下降，較容易感受到腹式呼吸的作用。

訣竅2：鼻吸嘴吐

初學者可以用鼻子慢慢吸氣，用嘴巴慢慢呼氣。吐氣時可以將嘴唇微微噘起，像在吹氣球或吹樂器一般，會更容易控制呼氣的氣流，也可以發出空氣與嘴唇摩擦的吹氣聲，成為連結放鬆的聲音。熟練後可以使用「鼻吸鼻吐」的方式。

訣竅3：無形氣球

想像肚子裡面有一個無形的氣球，再用放在腹部上的雙手去感覺。嘴巴吐氣時，把肚子裡氣球的空氣吐光，可以感覺到腹部下降；鼻子吸氣時再把肚子裡的氣球充滿，可以感覺到腹部隆起。

訣竅4：按壓腹部

如果你感覺將空氣吸入腹部有困難，可以試著在呼氣時輕輕按壓腹部，藉此吐出更多空氣，並在緩慢地深吸氣時，讓空氣將你的手推上去。也可以躺著練習，在腹部放一本書或一盒面紙，吸氣時將其往上推，呼氣時感受它降下來。

腹式呼吸法的步驟

步驟1：舒服的準備姿勢

採取舒服的坐姿，輕輕動一動身體，讓你感覺身體輕鬆地坐著，將膝蓋彎曲，雙腳分開與髖部同寬，腳趾舒適地向外展；或

平躺在一個舒適的毯子或瑜伽墊上。閉上眼睛，確定此時你準備好開始放鬆。

步驟2：關注呼氣吸氣

緩緩地將雙手交疊，放在腹部上面，感受雙手溫暖的碰觸，關注在你的雙手上、腹部上、呼吸上，還可以關注在雙手下方肚子裡面的無形氣球上。

步驟3：腹式呼吸循環

先用嘴巴吐氣，設法多吐一些空氣，注意你的腹部如何下降；再慢慢地、深深地用鼻子吸氣至腹部。當你吸氣時，注意腹部是如何隆起的。腹式呼吸時胸部的起伏很小，或是隨著你的腹部而有些微上升及下降。

步驟4：持續感受放鬆

當你對步驟3感到自在，請持續、重覆進行腹式呼吸；鼻子慢慢吸氣，嘴巴輕鬆地吐氣。你可以特別專注在吐氣時的放鬆感，並在吐氣時發出一個安靜、放鬆的吹氣聲，如同一陣微風緩緩經過嘴巴，你的嘴、舌頭、下巴都會放鬆，進而到全身的放鬆，越來越放鬆。

腹式呼吸法的練習時機

時機1：準備入睡前

如果有入睡困難的情形時，可以在睡前固定時間練習腹式呼吸法，也可以成為睡前儀式的一部分，如同「睡前4B誘眠法」的第3個B。

時機2：半夜醒來時

在半夜醒來無法再入睡時也可以練習。之前提到「刺激控制法」的原則，希望讓床與睡眠有更單純的連結，因此我們會建議離開床練習腹式呼吸法，可以在客廳的沙發，或是在床邊的椅子練習，直到睡意出現時再回到床上。

時機3：壓力來臨前

如果預知到會出現壓力的場合，可以在之前空一段時間做腹式呼吸，像是考試前、出席重大場合前，或是演講、表演之前，先花5-10分鐘練習，讓你可以較輕鬆地面對接下來的壓力事件。

時機4：任何時機點

當你已經熟練腹式深呼吸的方式，可以在一天當中的任何時間做練習，一次5-10分鐘，不論是坐著、躺著，甚至站著也可以練習。專注在你腹部的起伏，以及吐氣時發出放鬆的吹氣聲，感受到深層呼吸帶來的放鬆感。

目前有許多手機的App可以用來協助呼吸的聯繫，例如「呼吸河豚」，幫助大家能專注於身心感受，在生動可愛的河豚帶領下，調整呼吸的速率，輕鬆地練習腹式呼吸，進而達到讓平靜、放鬆。

▌漸進式肌肉放鬆

漸進式肌肉放鬆是一種讓身體快速進入放鬆狀態的方式，透過一緊一鬆的練習，提升對於肌肉緊繃與放鬆的覺察，進而達到放鬆的狀態。這個方法最早由傑克布森（E. Jacobson）於1938年發展，他認為

個體在感受到焦慮情緒的同時，肌肉會緊繃收縮，透過合適的引導，讓個體刻意地放鬆緊繃的肌肉，從而消除其焦慮反應。

漸進式肌肉放鬆法有許多不同的版本，我們使用的版本共有14種動作，運用經過設計的動作逐一讓身體每個部分的肌肉先繃緊、再放鬆。你可以找個安靜的地方，從雙手的拳頭及手掌開始，再轉換到不同的肌肉，每個動作做一到三次，並仔細體察緊繃與放鬆的感受。這套練習能透過改善緊繃感，進而逐步平衡自律神經系統、調整情緒，也可有效對抗壓力與焦慮。

建議初學者找一個安靜不會被打擾的環境，輕鬆舒適地坐著，最好可以讓頭部、頸部獲得支撐，也盡量將溫度、光線調整為舒適的氛圍，衣著寬鬆舒服更好。

手部動作：

適合手部經常勞動、肩頸經常痠痛者，像是經常坐在辦公桌前的上班族。手部有四組動作，動作說明如下：

1. 用力握拳：用力握緊雙手「拳頭」，感受整個手掌緊繃的感覺，接著慢慢放鬆，輕鬆地將手放在腿上舒服的位置，然後感受肌肉放鬆。

2. 雙手平推：雙手往前抬並伸直到與肩同高、指尖朝上，手掌用力做出推東西的動作，感受「前臂」的緊繃，再把兩手慢慢放回大腿上，感受肌肉放鬆。

3. 雙肘內夾：雙手手掌貼近耳朵，手肘向內靠近，感受「上臂」的緊繃，接著把兩手慢慢放回大腿上，感受肌肉放鬆。

4. 用力聳肩：用力將「肩膀」抬起聳肩，想像肩膀靠近耳

朵，感受整個肩膀的緊繃，再慢慢放下，釋放肩膀所有緊繃。

臉部動作：

適合愛動腦、易皺眉、常頭痛的族群。動作說明如下：

5. 揚眉皺額：把眉毛往上揚，拉緊「額頭」的肌肉，用力皺緊前額的肌肉，感覺到前額肌肉的緊張和皮膚皺起來的感覺，再放鬆。

6. 緊閉雙眼：閉緊「眼睛」，覺得眼睛周圍的肌肉都感到緊繃。之後試著放鬆，若覺得已經放鬆了仍可以提醒自己再放鬆一點。

7. 收頷讀一：咬緊牙關，收緊下顎，做出要發出「一」的聲音的動作，讓你的「臉頰」都繃緊起來。之後放鬆下顎及臉頰的肌肉，持續這個放鬆的感覺。

8. 緊閉雙唇：緊緊閉住「嘴唇」，讓嘴唇周圍的肌肉都繃緊起來，注意嘴唇周圍肌肉的緊張程度。之後放鬆，讓嘴唇周圍的肌肉盡量放鬆。

身體及腿部動作：

適合身體緊繃、背部僵硬、胸口悶痛、呼吸不順，以及腸胃不適、易焦慮不安者。動作說明如下：

9. 下巴貼胸：頭盡量往前傾，讓下巴接近胸部，感覺到「頸部」前面肌肉的緊繃。之後放鬆，讓頭部回到放鬆的位置，試著讓頸部再放鬆一點。

10. 上背緊夾：用力向前挺出胸膛，兩邊肩膀向後夾緊，讓兩側的肩胛骨向中間靠攏，感受「背部」的緊繃，再慢慢放鬆。放鬆時要恢復原來坐姿。

11. 深吸擴胸：做一個深呼吸，閉氣十秒，感受「胸部」充滿空氣的不舒服緊繃感，再輕鬆地恢復自然呼吸。

12. 腹部緊縮：用力收緊「腹部」的肌肉，感受腹部相當緊繃的感覺，再慢慢放鬆。

13. 雙腿前伸：雙腿盡量往前伸直，同時收緊膝蓋，感受「大腿」肌肉緊繃的感覺。之後再慢慢將雙腳放下，放鬆大腿的肌肉。

14. 腳掌上揚：腳掌用力向上翹起，收緊「小腿」的肌肉，感覺小腿的緊繃，特別是小腿的前側，也可以感受到腳踝及腳背也跟著緊繃起來。之後放鬆雙腳，讓雙腳的重量落在地板上。

剛開始練習時，建議14個動作各做一次，練習時間約需 30 分鐘，每天練習一到兩次。動作熟練後可視個人狀況挑選動作，練習時間可縮短至10-15分鐘。漸進式肌肉放鬆法對於改善焦慮、緩減壓力、促進睡眠等方面都有明顯效果，也可以搭配腹式呼吸，或將漸進式肌肉放鬆法視為腹式呼吸的進階練習。

一樣要提醒大家，放鬆是一種技巧，需要學習，平時勤於練習，讓身體在自然狀態下熟悉，才能在壓力情境下快速應用這項放鬆的技巧。

▌直接放鬆法

當你已經熟練了漸進式肌肉放鬆法，能夠清楚辨識緊繃與放鬆的不同、達到放鬆的狀態，就可以省略掉緊繃的程序，練習「直接放鬆法」。可以先跟著以下指導語練習，熟悉整個程序後可以不需指導語。

指導語：

現在，閉上你的眼睛，用最舒服的方式坐著或躺著，讓身體的每個部分都能很舒適、很放鬆（停3秒），盡量讓自己放鬆（停3秒）。你可以感覺到自己身體的重量讓椅子、床或地板支撐著，雙腳的重量落在地板上。

現在，注意你右手的感覺（停2秒），放鬆任何緊張的部位（停3秒），再放鬆（停3秒），你可以再放鬆（停3秒）。好，現在放鬆你右手前臂的肌肉（停2秒），放鬆，再放鬆（停3秒）。讓你的肌肉放鬆下來、非常的放鬆（停3秒）。好，現在放鬆你右手上臂的肌肉（停2秒），盡量放鬆、盡量放鬆，繼續放鬆到你可以感覺從右手肩膀到手指尖都放鬆了，就這樣放鬆下去（停3秒）。繼續放鬆，當你的右手及右手臂放鬆的時候，將你的注意力慢慢移到左手，放鬆你的左手（停3秒），繼續放鬆、繼續放鬆。放鬆你左手前臂的肌肉，再放鬆，盡量放鬆（停3秒）。現在你能感覺到左手上臂放鬆的感覺（停2秒），感受到肌肉越來越放鬆（停3秒）。放鬆，再放鬆（停3秒）。好，現在同時放鬆你兩邊的肩膀，放鬆，再放鬆（停3秒），感覺到你肩膀的重量，讓這種平靜而放鬆的感覺慢慢進入你的雙臂、你的雙手、你的指尖（停3秒）。慢慢讓這些肌肉再放鬆（停3秒）。

好，現在慢慢將注意力移到臉部的肌肉，放鬆你的額頭，讓額頭肌肉放鬆、再放鬆（停3秒）。在維持各部位肌肉放鬆的時候，將你的注意力慢慢移到臉頰，放鬆你的臉頰，放鬆，再放鬆（停3秒）。現在，放鬆你的下巴，讓雙唇微微張開，放鬆，再放鬆（停3秒）。好，接下來放鬆你的脖子，放鬆，再放鬆（停

身體喜歡你這樣睡

3秒）。現在慢慢將注意力轉移到你的胸部（停2秒），放鬆你的胸部，放鬆，再放鬆，還可以再放鬆（停3秒）。

　　現在身體各部位的肌肉都放鬆了，慢慢放鬆了，越來越放鬆了（停3秒）。你的呼吸是緩慢的、規律的（停3秒），每一次的呼氣都更放鬆了（停3秒）。你的腹部放鬆了，臀部也放鬆了，慢慢放鬆了（停3秒）。現在你的腳也放鬆了，越來越放鬆了（停3秒）。為了能幫助你更加放鬆，現在，我會慢慢從1數到10，每當我唸完一個數字，你就會感覺到比上一個數字更加放鬆（停3秒）。一，放鬆（停3秒）；二，再放鬆（停3秒）；三，再放鬆（停3秒）；四（停3秒）；五，整個身體都放鬆了（停3秒）；六，更放鬆了；七（停3秒）；八，越來越放鬆了（停3秒）；九，更放鬆了（停3秒）；十，就像現在這樣，你感覺到非常放鬆……好，繼續維持這種放鬆的狀態（維持2分鐘）。

　　好，現在聽我的指示，我要從5數到1，等我數到1時，你就把眼睛睜開，讓自己完全清醒，5……4……3……2……1，好，睜開眼睛。

　　直接放鬆法可以用在睡前，也可以用來因應日常生活的壓力，倘若你已經熟悉每個部位的放鬆，就可以個別化進行不同身體部位放鬆。例如，在工作、用電腦時可以注意一下自己有沒有不自覺地繃緊了不需要緊繃的肌肉（例如肩頸或腰臀的肌肉），注意到了就可以輕輕地讓這個緊繃放鬆下來，但工作上需要使用的部分（雙手及手臂）仍可維持繃緊，正常地運作。白天有足夠的放鬆，夜間也會比較容易讓清醒系統降下來，順利入眠。

▌放鬆訓練的記錄和個別化放鬆訓練

這些放鬆訓練在醫學研究及臨床上都有顯著效果。你如果練習一段時間之後仍然覺得沒有效，有可能是因為某些干擾因素，例如：練習時間不夠長、練習時不夠專注、練習方式不正確，又或是選擇的放鬆方式不適合等等。除了文字說明外，影音教學可以增進練習效果，現在也有很多網路及手機應用程式可以協助練習。

當你進行放鬆訓練時可以做記錄，可以參考回家作業中的「放鬆訓練回饋單」，記錄你在什麼時候、什麼地方進行放鬆活動，以及在進行放鬆練習前後，放鬆程度有什麼改變？感覺有什麼不同？你或許會發現不同的放鬆方法可能帶給你不一樣的感受，也可以藉此找到最適合你的放鬆方式。

如果上述的放鬆活動無法讓你有放鬆的感覺，先別氣餒，要有耐心再多練習看看。如果練習效果仍然有限，可以找熟悉放鬆訓練的臨床心理師，或是失眠認知行為治療專業人員協助，進行個別的放鬆訓練。

A4 對清醒系統有益的幾件事

▌把床當作你的好朋友

我們在4B誘眠法中提到過「刺激控制法」的概念，讓床與睡眠成為唯一的連結，在床上從事「與睡眠無關」的行為會導致失眠的惡性循環，原因和心理學的「制約反應」有關。對睡眠正常的人而言（如右圖），與床配對連結的感受應該是放鬆、舒服與好眠；而對失眠者來說，在歷經過一次又一次的失眠之後，床與清醒、焦慮及輾轉難眠連結在一起，不知不覺中就等於失眠的代名詞了。這時我們應該設法找回床與睡眠之間的友好關係，就有機會解決失眠問題。

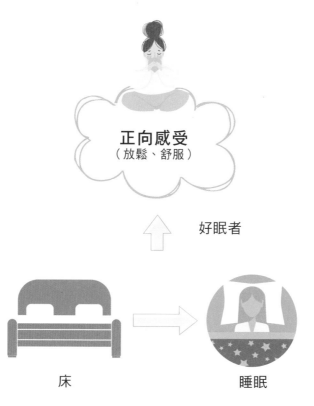

正向感受
（放鬆、舒服）

好眠者

床　　　　　　　　睡眠

■ **好眠者的床與睡眠連結**

　　在我們的臨床經驗中也發現，失眠的負向感受相當具感染力，失眠個案經常報告，不必等到上床或是進入臥室，在太陽下山時就已經開始擔憂今晚會不會失眠。這樣的制約反應可能帶來另一個常見的現象：在與睡眠不相關的環境及時間裡反而容易入眠，例如，睡前躺在沙發上看電視時一直打瞌睡，但當他們起身走幾步路躺上床後，卻怎麼也睡不著了。這些例子都顯示，失眠者仍然具有睡眠的能力，但被特定環境的制約干擾了，若能找回床與睡眠的連結，就有機會解決失眠的問題。

接下來要介紹能幫我們找回睡眠與床的連結的「刺激控制法」，有以下四個要點及一項提醒：

要點1：床只留給睡覺用

避免提早上床看電視、看書、玩手機等，你以為這些活動能促進睡意，其實只會讓你保持清醒，使得床與清醒的連結越來越強。如果真的想在睡前或是睡不著的時候做這些「與睡眠無關」的行為，請離開房間或是坐在沙發及椅子上，提醒自己，將床只保留給睡覺使用。

要點2：想睡覺的時候才上床

設定的上床時間已到，若還無睡意，建議先不要躺床，等到睡意來襲才上床，避免早早在床上等待入睡。在還沒有睡意的時候就上床，只會增加輾轉難眠的機會。你可能會很驚訝：「這樣一來不就更晚上床了嗎？」的確，失眠者從躺下到感覺睡意可能要花上1至2小時，但光是「想睡才上床」這個行為的改變，就可能帶來改善入睡困難的好處。

要點3：在床上躺了一段時間沒睡著就要起床

有些失眠者常抱怨好不容易睡神降臨，沒想到上床後頭腦又清醒起來，睡意再度消失，這正是因為失眠與床的連結已根深柢固。若在床上約莫20分鐘還睡不著，請務必起床活動，目的一樣是減少床與睡不著的連結。此時可以到沙發或椅子上做靜態放鬆的活動，也可以做放鬆訓練，直到有睡意時再上床。

要點4：重複要點2與3，直到睡著為止

刺激控制法的原則很簡單，核心觀念就是找回床鋪與睡覺的連結，執行起來也不複雜，主要按照這幾個要點重覆執行。

一項提醒：要在固定的時間起床

雖說這四個要點很單純，但要確實且徹底執行並不簡單。除了睡

不著時要強迫自己多次起床之外，從我們的臨床觀察中也發現，失眠患者常因整晚起床多次造成睡眠不足，也因此延後早上起床的時間。如此一來，就可能因起床時間延後而導致生理時鐘紊亂。因此，無論前一晚睡了多少，仍需在固定時間起床，以固定生理時鐘，進而穩定睡眠。

另外，重新建立起床與睡眠的連結需要時間及耐性，通常要持續二至三週才會有效果。在進行「刺激控制法」的過程中，可以配合前面教過的放鬆訓練以提升效果。此外要注意的是，在執行過程中需要不斷調整細節（例如上床、起床的時間，半夜醒來重新培養睡意等），而且容易遇到困難及不適，若能在具有失眠認知行為治療的專業人員指導下進行，會有更好的改善效果。

▍調整認知，找回平常心

清醒系統的激發是面對壓力時的自然身體反應，在處於警戒、面對威脅，或執行重要任務時，身體都會活化清醒系統。過多的擔憂、停止不下來的思考，或是過度要求完美都不利於促進睡眠。特別是長期失眠的人，到了晚上更容易感覺到「可能睡不好」的威脅，進而用力想讓自己睡好，結果通常是更難入眠。因此，保持開放、平靜的心態也是好眠的重要關鍵。

要如何才不會想太多呢？想法往往源自信念，若是堅信「每天一定要睡滿八小時，才有辦法維持白天良好的表現」，到了晚上就會開始注意自己是否要快點上床，一旦上床後無法快速入睡，就開始出現「完了，我明天一定會表現得很糟！」的想法，於是睡眠變成充滿威脅的一件事。與失眠有關的負面想法往往在深夜輾轉難眠時特別容易出現，而且會慢慢放大，使你無法理性思考，最終盤據在腦海，引發對

於失眠更多的壓力與情緒。因此，在面對這些自動化想法時，我們可以運用思考暫停來阻止思緒越放越大，或是透過放鬆訓練來轉移注意力。也可以針對想法的源頭，即是調整睡眠信念，讓自己在面對睡眠時維持平常心。

調整信念的方法稱為「認知重建」，找出干擾睡眠的想法，用理性思考取代，並透過重複練習，形成正向的自動化思考歷程。

認知重建的步驟如下：

步驟1：找出干擾睡眠的信念，記錄自己在睡前常出現的想法，可利用「不良信念檢核表」來找出經常干擾睡眠的負面信念。

不良信念檢核表

☐ 我每天需要至少八小時的睡眠，白天才會有體力與精神。

☐ 我若是一兩天睡不好，身體健康就很容易出問題。

☐ 我對睡眠已經失控，無法預測今天是否能睡得好。

☐ 我若晚上睡不好，隔天就會受到影響，最好取消隔天的行程。

☐ 我如果一個晚上睡得不好，通常會不只影響一天的睡眠，甚至可能會是一星期以上。

☐ 我應該和我的朋友、家人，或是床伴一樣，很快入睡且一夜好眠。

☐ 如果我在白天感到疲累、嗜睡，或是表現不佳，都是因為前一晚睡不好。

☐ 如果我一直睡不好，就無法擁有滿意的生活。

□ 我無法控制自己在白天對睡眠的擔憂，也無法停止睡前的思緒。

□ 我的睡眠情形越來越差，沒有任何人可以幫助我。

步驟2：檢視信念的影響。在心情較平靜的時候檢視這份清單，想想這些信念可能帶來的想法、情緒感受及行為，並評估這些信念是否干擾了睡眠。答案若是肯定的，就必須調整這些信念，以避免它們帶來的負面影響。

步驟3：檢驗信念的正確性及合理性。你勾選的信念是否過分誇大或不合邏輯，可以回顧過去的經驗來檢視。例如詢問自己：「過去沒睡滿八小時，隔天表現就一定很糟嗎？」仔細評估、做記錄，通常會發現過去經驗並非全然如此，這時便可以修改自己的信念。或是問自己：「如果這樣擔心下去，會對睡眠產生什麼影響？」這些信念可能會造成睡前相當緊張，躺在床上一直檢視自己有否睡著，或計算著自己還有多少時間可以睡，結果通常是讓自己更緊繃，更干擾睡眠。

步驟4：以正向信念取代負面信念。針對負面信念的不合理之處，找出可以取代的正向信念，例如：「每個人需要的睡眠時間有個別差異。」或是「睡不夠雖然會對精神有些影響，但並不至於讓自己表現很糟糕；過度擔心反而會讓自己表現不好，更會影響睡眠。」在腦中反覆思考幾遍，讓自己在焦慮時能很快找到替代的想法。

如果發現自己有經常出現的負面想法，可以將取代的正向思考寫在便條紙或小卡片上，放在醒目之處提醒自己。

A5 對清醒系統有益的睡眠衛教

▌睡眠環境

你留意過自己的睡眠環境嗎？夜間聽得見馬路上偶爾駛過的車聲？街上閃爍不滅的霓虹燈在臥房上演著七彩燈光秀？你習慣讓房間變成最安靜的極暗房？事實上，上述的環境都不是最好的選擇！打造一個促進好眠的睡眠環境需要考量以下四點：

1. 光線微暗

光線會干擾大腦中的睡眠運作機制，抑制褪黑激素分泌，導致睡意變弱而不易入睡。研究指出微暗的環境是比較好睡的，過於明亮的環境或是閃爍的光線都不利於睡眠。我們會建議睡眠時關掉大燈；相對的，全暗房雖然有助於睡眠，但也會讓身體缺乏早晨清醒的線索，因此建議房間用遮光窗簾，或戴眼罩隔絕光線，但是要讓窗簾有一點空隙，讓早晨的陽光能透進房間，給予身體時間的線索。

2. 適溫恆溫

睡覺時太冷或太熱都會影響睡眠。太冷不僅讓人瑟瑟發抖，也會讓人無法保持睡眠；太溫暖的環境讓人容易盜汗而無法穩定睡眠。但舒眠溫度到底是幾度？答案是因人而異。由於人體體溫會隨著入睡時間增加而有些微下降，因此半夜的室溫不宜過低，才是較理想舒適的睡眠溫度。若以夏季為例，入睡時可將室溫調降至25度，再利用空調冷氣的舒眠功能在半夜時將室溫回升至27度，半夜不致於因核心體溫下降而清醒，盡量維持恆溫較不會干擾睡眠。

3. 太濕太乾都不好

太乾燥的環境容易讓皮膚發癢或是誘發咳嗽，太潮濕則容易讓人感到悶，身體不易有效排出熱能導致體溫過高，也會讓環境中的黴菌

孢子過度生長而讓免疫系統忙於防衛，導致睡眠受到干擾。濕度雖不會直接影響睡眠太多，但個人主觀的身體感受不同，對相對敏感的人而言，太濕太乾都可能干擾整體的睡眠品質。一般情況下，環境中的相對濕度維持在65%比較適合睡眠，不妨利用空調、除濕機、加濕器等設備來調整環境溼度，亦可在睡眠時穿著吸濕排汗的睡衣，讓身體感受舒適。

4. 安靜低噪更好眠

安靜的環境比較好睡，聲音超過70分貝就可能會讓人難以入眠。在噪音的控制上，要避免忽大忽小的聲音，保持臥房中的聲音穩定或安靜無聲。冷氣聲、風扇聲這種規律、不超過50分貝的低音量，對於睡眠品質來說通常影響不大，這些規律的聲音甚至可以遮蔽環境中較小不規律的噪音。另外，也要避免將手機置放於臥房，以減少手機鈴聲或是震動聲突然響起而打斷睡眠。

▎飲食

我們特別整理出下列會影響到清醒系統的飲食習慣。

1. 接近夜晚時不宜抽太多菸

香菸所含的尼古丁是一種刺激性物質，會經由肺部黏膜吸收，直接作用於中樞神經系統，會讓心跳加快、血壓升高、腦部運動活躍，使人在生理與心理皆產生興奮的感覺。在接近睡眠的時間抽菸（二手菸也算）就可能因過度亢奮而影響睡眠，干擾睡眠品質。

2. 就寢前不宜飲食過多或過刺激

睡前吃得太多太飽，就是逼迫腸胃消化道在你睡覺時繼續工作，如此一來，持續消化的訊息會傳達到大腦，容易影響睡眠品質；喝得太多，夜間也容易因頻尿而起床上廁所，影響到睡眠。此外，在睡前

食用過度油膩、高熱量、高脂肪的食物，特別會造成消化系統的負擔，脂肪尤其容易刺激胃產生過多胃酸，造成胃食道逆流等不適。同樣要避免容易造成脹氣的食物（如馬鈴薯、地瓜、芋頭、玉米等根莖類）以及辛辣的食物（如辣椒、大蒜及生洋蔥等）。

3. 避免用酒精助眠

酒精具有抑制中樞神經活性的作用，會產生類似鬆弛劑與鎮定劑的功能，令人感覺昏昏欲睡。然而若是用來助眠，非但沒有預期的效果，更可能導致對睡眠及健康更多負面的影響，分別說明如下。

1. 酒精會破壞睡眠結構，壓抑作夢睡眠，並減少深睡期

酒精雖然能促人入睡，但喝酒後的睡眠結構卻與自然的睡眠有所不同，深層睡眠和作夢睡眠的時間會減少。再加上酒精的半衰期短，當酒精代謝之後，睡眠的後半段醒來次數會比較多，睡眠品質及持續性反而變差。換句話說，當你以為喝酒幫你免於失眠之苦時，其實你已犧牲了你的睡眠品質。不少使用酒精助眠的人會發現，飲酒助眠隔天起床後身體不但沒有恢復體力，反而更累。另外，酒精和咖啡一樣有利尿作用，你會因為必須起身上廁所而再度干擾睡眠。

2. 服用酒精會產生耐受性的問題，容易過量，造成更多傷害

耐受性指的是長期使用特定藥物或物質之後，為了達到一樣的效果，需要使用的量會越來越高。你若長期使用酒精助眠，可能會越喝越多。酒精過量對人體的負面影響相當多，包括影響腦部功能，導致記憶力、學習能力、判斷力衰退；影響免疫系統，造成抵抗力減弱；傷害腸胃道黏膜，造成腸胃發炎；造成肝臟負擔，長久之後出現酒精性肝炎、肝硬化等問題。上述這些對身體

的負面影響都可能較入睡困難的影響來得嚴重，所以用酒精助眠是非常得不償失的舉動。

3. 加重打呼及睡眠呼吸中止，反而影響睡眠品質

酒精具有肌肉抑制功用，因此在生理上會產生使身體肌肉鬆弛的效果，而身體肌肉包含了咽喉部肌肉在內。咽喉部肌肉一旦鬆弛，打呼及睡眠呼吸中止症就可能跟著惡化。睡眠呼吸中止的情況一加重，半夜醒來次數就會增加，睡眠品質隨之下降，白天精神不佳，嗜睡等問題便會接踵而至。就此角度而言，酒精會使得睡眠品質越來越差。

4. 與安眠藥同時使用，產生加乘作用

安眠藥與酒精同時使用可能會產生無法預知的加乘作用，除了影響夜間睡眠外，亦容易影響隔日精神狀況、生活作息及工作表現。因此，睡前慣於服用安眠藥的失眠病人絕對不可在睡前飲酒，如果晚餐時間距離吃安眠藥的時間很近，我們也建議從晚餐時就避免飲酒。

再者，睡前喝酒會使身體（尤其是肝臟）在入睡後仍在代謝酒精。平均來說，攝取12公克酒精（約是360毫升啤酒或30毫升威士忌）需要 1.5小時的時間來代謝，酒的酒精含量越多，身體需要的代謝時間就更長。 最後提醒大家，晚餐時間不要什麼都不吃，如果餓過頭，也會因為飢腸轆轆而睡不著。要避免在睡前空腹長達七、八個小時，強烈的飢餓感可能讓人半夜醒來或影響睡眠品質。若睡前感到太餓而無法入睡想吃點東西的話，進食量不宜多，可以少量地吃些東西，熱量最好介於一百至兩百大卡左右。

A6 作業

練習時間：2-4 周

	第 1 周	第 2-4 周
睡前儀式 安排	找到自己的睡前儀式 □洗澡時間 　安排時間：約為 __ 分鐘 　執行時間：睡前 __ 分鐘 □暫停時間 選擇的方式：_____ 　安排時間：約為 __ 分鐘 　執行時間：睡前 __ 分鐘 □放鬆時間 　安排時間：約為 __ 分鐘 　執行時間：睡前 __ 分鐘 □床的時間 　安排時間：約為 __ 分鐘 　執行時間：睡前 __ 分鐘	持續練習及修正
放鬆訓練 計畫	找到符合自己的放鬆方法 配合放鬆訓練回饋單 □腹式呼吸 □漸進式肌肉放鬆法 □直接放鬆法 □其他：_____ 每 2-3 天，先挑選 1 項放鬆訓練來練習，找到最合適你的時段、方法，或是組合。睡前可能不只使用一種放鬆訓練，且不只在睡前執行，白天也可以練習。	持續練習及修正 1-3 周 □腹式呼吸 □漸進式肌肉放鬆法 □直接放鬆法 □其他：_____ 可以安排其他自己喜歡的放鬆方式，像是冥想、瑜伽，或是正念冥想等。挑選最合適你的放鬆模式後，希望你可以持之以恆的練習一段時間，建議至少是持續 1-3 周的時間。

針對清醒系統的睡眠衛教執行計畫	先挑 2-4 項針對清醒系統的睡眠衛生習慣執行，可於「睡眠衛教執行表」勾選。	再增加 2-4 項針對清醒系統的睡眠衛生習慣。
刺激控制法		開始執行，建議 1-3 周 1. 床只留給睡覺用。 2. 想睡覺的時候才上床。 3. 躺了一段時間沒睡，請起床。 4. 重複步驟 2 與 3，直到睡著。 5. 需在固定時間起床。

放鬆訓練回饋單
https://hao-mong.tw/relaxation-form/

睡眠衛教執行表
https://hao-mong.tw/hygiene-checklist/

C生理時鐘系統
Circadian rhythm system

生理時鐘系統說明單元

現代人的生理時鐘系統

　　人類的內在生理時鐘一直遵循著古老而簡單的原則，即「日出而作，日落而息」。這個機制在人類基因的傳承中，穩定運作了幾十萬年。然而，隨著電燈的發明、電力系統的布建，白天與黑夜的界線變得模糊不清；加上網際網路、電腦以及智慧型手機的普及，現今的世界在空間及時間上已經變得更加難以分辨，個人的生理狀態、工作與休息時間的區分也變得更不明確。

　　相較於人類內在生理時鐘在演化過程中存在的時間，這些現代化設備的出現也不過是近兩百年內的事情，內在生理時鐘的演化無法跟上現代化生活的變遷。你可以想想昨天太陽下山後你在哪裡？在做什麼？睡前的一小時你在做什麼？環境照明及電子裝置讓我們在夜間仍暴露在光照中，使用電子產品工作、社交與娛樂，使得大腦在夜間仍保持活躍；輪班、週末補眠、室內工作缺乏光線等生活型態，又讓早上的「日出」及晚上的「日落」失去了原有的規律。這些生活型態的改變可能干擾體內生理時鐘的運作，無法維持穩定的內在韻律。

科學實證

　　睡眠科學的研究揭示了內在生理時鐘運作的原理。早期的研究將受試者關在沒有日光、時鐘等時間線索的實驗室，結果證實了體內的生理時鐘有自己的週期，主宰一天的睡眠與清醒。然而，這些研究有

個意料之外的發現：生理時鐘週期並非精確的24小時，而是平均約25小時，後續更精準的研究則發現大約是24.2小時，都超過了24小時。因此可以想見，在缺乏時間線索的環境中，入睡的時間會逐漸推遲，起床的時間也會隨之延後。

若你的生理時鐘傾向晚睡晚起，但是作息必須遵循學校或上班的時間表，這正是很多年輕人熟悉的情況：上床後沒有睡意、睡不著，早上鬧鐘響了卻起不來，到了週末卻能輕鬆地晚睡晚起。這樣的經歷不少見，但若持續發生，且嚴重到干擾了日常功能，可能就是個問題了。在睡眠醫學中，這種情況被稱為「延遲型睡眠相位症候群」（delayed sleep phase syndrome），指的是由生理時鐘延遲引起的睡眠困擾，與典型的失眠有所不同。1981年，懷茲曼（Weitzman）等人首次提出這個情況，在研究招募的450位抱怨有入睡困難的失眠受試者中，有30位（6.7%）符合這種症狀。

是什麼原因造成內在生理時鐘與外在環境時間嚴重不同步呢？過去的研究發現，大部分人的生理時鐘雖然都有延遲的傾向，但程度有個別差異，且部分是受到基因影響，有些人天生是晚睡晚起的夜貓子，有些則是晨型的雲雀族。懷茲曼等人的研究發現，延遲型睡眠相位症候群的個案都屬於夜貓型，因此夜貓型的特質可說是延遲型睡眠相位症候群的前置因子，並在後續受到環境及生活習慣等因素的影響，造成入睡困難和不易起床的長期睡眠問題。

環境會如何影響生理時鐘呢？光線是最關鍵的外在刺激，雖然生理時鐘有往後延遲的傾向，但如果在早晨起床後迅速接收充足的日光，就可抵消這種傾向；反之，晚上過多光線會加劇生理時鐘往後延遲。研究進一步發現，內在生理時鐘的訊息會透過褪黑激素傳遞。褪黑激素通常在晚上睡前兩小時左右開始分泌，促使個體入睡，因此贏

得「黑暗荷爾蒙」之稱。夜間的光線會抑制褪黑激素分泌，進而干擾睡眠相關的生理運作。因此你可以檢視一下生活作息中的光線，早上是否有足夠的光照，晚上是否避免暴露在大量的光線下，有助於調整生理時鐘的運作。

雖然生理時鐘混亂可能干擾睡眠，導致失眠症狀出現，但這並不代表失眠都是因為生理時鐘延遲所產生的。大部分的失眠患者即使晚睡晚起，仍然無法較快入睡或保持安穩的睡眠。針對失眠者內在生理時鐘的研究也發現，失眠者與好眠者的褪黑激素分泌時間與分泌量並沒有顯著差異。

然而，生理時鐘延遲與否也取決於個體的上床時間，上述這些研究並沒有將褪黑激素分泌時間與上床時間做比較。2017年，弗林—埃文斯（Flynn-Evans）等人的研究發現，有10%的失眠患者在褪黑激素開始分泌之前就已經上床，而22%的患者在褪黑激素分泌不滿一小時間即上床睡覺，此時褪黑激素的分泌量尚未達到適合入睡的程度；相比之下，好眠者大部分都在褪黑激素開始分泌滿兩小時之後才上床。由此可知，部分失眠患者的生理時鐘干擾可能來自於生理時鐘的延後，但也可能是因為太早上床，生理時鐘還沒有準備好要入眠。

綜合以上可知，生理時鐘與環境時間不同步是干擾睡眠、造成失眠的可能原因之一，然而造成不同步的可能因素眾多，包含個人生理時鐘的特質、環境光線的影響，以及個人作息及睡眠時間等。要能瞭解這些因素的交互影響，才有助於掌握生理時鐘的運作。這當中許多因素可以透過環境及行為的改變來改善，我們會在生理時鐘的核心單元提供具體的調整方法。

生理時鐘檢核表

　　想知道自己的「生理時鐘」的運作是否良好嗎？以下是容易造成生理時鐘失調的生活型態，與生理時鐘延遲會出現的一些行為及睡眠的特徵。讀者可參考這份檢查表，看看自己符合了幾項：

□ 工作上經常有時間上的變化，像是：輪班、假日上班、加班到太晚等。

□ 經常需要跨時區工作，像是：旅外工作的時差，或是人在台灣，但要配合國外的時間工作。

□ 起床時間較有彈性。

□ 假日習慣晚起，較平日延後 2 小時以上。

□ 睡前使用手機、電腦或是平板等 3C 電子產品時間超過 1 個小時。

□ 學生時期有假日或是寒暑假睡至中午以後的習慣。

□ 平日早上容易賴床或起床很困難。

□ 早上醒來後 2 小時內的精神明顯不佳。

□ 越晚精神越好，尤其是午夜時刻。

□ 早上很少能看見太陽，像是房間或工作空間沒有對外窗。

以上每一個勾選代表 1 分，得分的評估如下：

7-10 分	「生理時鐘」運作明顯影響你的睡眠，建議要好好閱讀「生理時鐘」單元，了解為什麼「生理時鐘」運作不夠穩定，並試試書中的建議與方法，透過加強「生理時鐘」來提升睡眠品質。
3-6 分	「生理時鐘」略為影響你的睡眠，仍建議可以進一步閱讀「生理時鐘」單元，預防日後因為「生理時鐘」失調而導致失眠。
0-2 分	恭喜你！你的「生理時鐘」目前運作得不錯。

提醒：本書的檢核表僅為了解你的狀況，並非醫療臨床診斷，請勿過度診斷及標籤。

生理時鐘系統核心單元

C1 什麼是生理時鐘

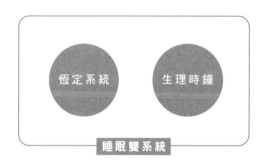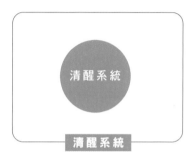

■ 睡眠雙系統與清醒系統

「生理時鐘」屬於睡眠雙系統之一，主要調控你一天的睡眠時間與作息，若調控出了問題，就像右圖中的生理時鐘的力量變弱（圖中以縮小圓圈來表示），就可能無法穩定保持在睡眠模式，容易清醒，像是入睡困難、早醒、起床困難、白天精神不佳等困擾。如果前面的評估結果建議你先閱讀這個章節，就代表你的「生理時鐘」調控可能有些問題，是影響你睡眠的主要原因。

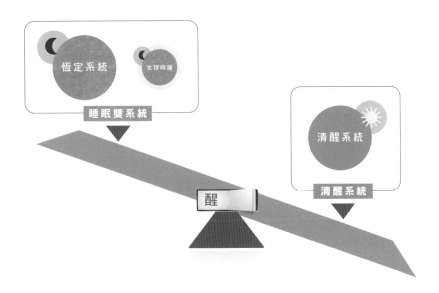

■ 三系統蹺蹺板之生理時鐘失調

▌ 腦中的生理時鐘中樞

「日出而作，日落而息」是人類自古以來遵循的作息方式，也就是生理時鐘運作的規律，在睡眠醫學上稱為「日夜節律」或「晝夜節律」。簡單來說，我們體內有一個「內在時鐘」控制著各種生理運作的時間，包括一整天的睡眠和清醒。內在生理時鐘主要是由下視丘中稱為視交叉上核（suprachiasmatic nuclei，簡稱SCN）的一組細胞所驅動，調控松果體（pineal gland）分泌褪黑激素（melatonin）。褪黑激素又被稱為「黑暗荷爾蒙」（見下頁圖），當黑夜降臨，褪黑激素便會開始分泌，身體便會準備好開始降低體溫，啟動睡眠；褪黑激素到半夜會達到高峰，體溫也降到最低點；隨著日出的時間慢慢接近，褪黑激素的分泌會逐漸減少，而促進清醒的可體松的分泌會開始增加，體溫也逐漸升高，讓身體準備好迎接新的一天。

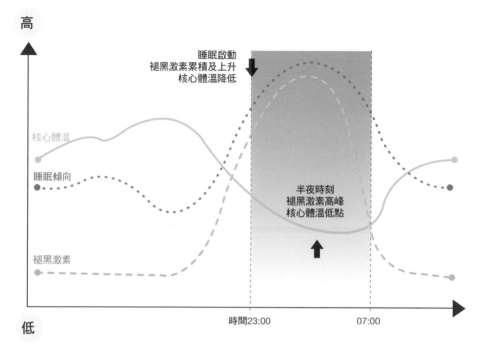

高

睡眠啟動
褪黑激素累積及上升
核心體溫降低

核心體溫

睡眠傾向

半夜時刻
褪黑激素高峰
核心體溫低點

褪黑激素

低

時間23:00　　　　07:00

■ 褪黑激素，核心體溫與睡眠傾向圖

　　然而，生理時鐘並非獨立運作，而是需要搭配恆定系統，兩者共同啟動並維持整夜的睡眠。在右頁的睡醒循環圖中，綠色曲線代表生理時鐘調控的維持清醒的力量，曲線越高代表清醒力量越強；藍色曲線代表恆定系統調控的睡眠驅力，曲線越高代表睡眠驅力越強；兩者的差異反映了它們共同運作的影響，差異越大越容易啟動及維持睡眠。在圖中可以觀察到，當睡眠時間來臨時（圖中的第一個23:00），由於白天清醒時體力正常消耗，恆定系統能發揮作用，累積足夠的睡眠驅力啟動睡眠，如圖中的B點。

　　同時，生理時鐘所調控維持清醒的力量在早晨起床後開始上升（圖中最左邊的7:00），讓身體開始清醒，迎接新的一天，下午至傍晚

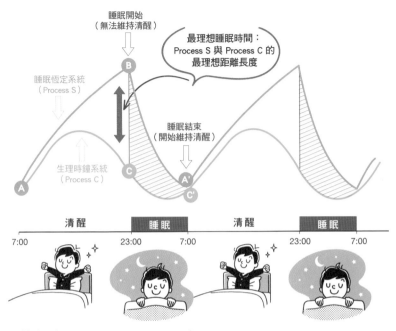

睡眠開始
（無法維持清醒）

B

最理想睡眠時間：
Process S 與 Process C 的
最理想距離長度

睡眠恆定系統
（Process S）

睡眠結束
（開始維持清醒）

生理時鐘系統
（Process C）

A

C

A'

C'

清醒	睡眠	清醒	睡眠

7:00　　　　　23:00　　　　7:00　　　　23:00　　　　7:00

「睡眠雙歷程模式」（two-process model of sleep）/Borbély, 1982

■ 睡醒循環圖

時逐漸下降，為啟動睡眠做準備，大約在圖中C點時就是最理想的上床睡覺時間，因為此時恆定系統的B點和生理時鐘系統的C點的距離最為理想，此時上床睡覺可以維持長時間且品質良好的睡眠。到了早上應該醒來的時間，恆定系統已降至最低點（圖中的A'點），隨著醒來開始活動後重新累積睡眠趨力；同時，生理時鐘系統維持清醒的力量也開始上升（圖中的C'點），進入下一個睡醒週期的循環。

　　關於恆定系統如何累積夠多的睡眠趨力啟動睡眠，恆定系統與另一個神經傳導物質「腺苷」的關係，我們會在恆定系統核心單元說明。接下來在此單元會談生理時鐘系統的特性，為何會影響我們的睡眠，以及我們可以如何穩定生理時鐘來改善睡眠。

C 生理時鐘核心單元

▎生理時鐘的特性

近年來睡眠科學對於生理時鐘運作的瞭解有很多的進展，2017 年諾貝爾獎得主羅斯巴希（Michael Rosbash）、霍爾（Jeffrey Hall）、楊恩（Michael Young）在「生理時鐘」領域的研究，讓我們瞭解細胞內生理時鐘如何運作。這不僅是睡眠醫學的重要里程碑，更代表了「生理時鐘」受到現今醫學及社會大眾關注，像是夜間工作、輪班、時差，或是跨時區工作（例如人在台灣工作，但需要與國外工作單位連線開會與上班）等。

早期的睡眠研究學者聚焦在人體的生理時鐘特性及運作方式，他們把受試者放在沒有時間線索、沒有區分日夜的光線的實驗室中，不規範何時進三餐、何時該睡該醒，進行在「時間隔離」環境下的「自由運轉」研究。最初的研究結果指出，人類「內在時鐘」的一個週期大約為25小時，後續更精確的研究顯示，一般人的生理時鐘平均落在24.2小時。各研究都一致指出內在生理時鐘的週期略長於24小時，與外在環境的一天週期並不同步。

相對於「內在」時鐘，「外在」時鐘指的是地球自轉帶來的日出日落。環境中的光線會告訴我們何時工作、何時休息；然而現代的外在時鐘變得相當多元，時鐘、手錶，或是手機可以提醒我們該起床、該上班下班，或是該睡覺的時間。

這意味著，將兩個時鐘並列時，「內在時鐘」的睡覺及清醒週期會傾向規律且持續地向後延遲，使人傾向更晚睡、更晚起，這解釋了我們常有「晚睡晚起」比「早睡早起」容易的生活經驗。雖然如此，人體仍可透過外在環境的線索將節律固定在24小時的周期，讓睡與醒的時間週期更加穩定。這些線索包括太陽光線、溫度、社交活動、日常作息、運動、進食及喝水等，其中以光線影響最大。接下來會跟大

家介紹如何利用光照治療調整生理時鐘。

C2 如何穩定與你的生理時鐘

▌褪黑激素與生理時鐘

褪黑激素在我們睡前兩個小時左右會開始分泌，用以調控睡眠的荷爾蒙，其分泌狀況如下圖中的曲線所示，到了要睡覺的時間，褪黑激素會累積，曲線明顯向上；大概在睡到半夜的時候是分泌的最高峰，之後開始慢慢下降直到我們早上醒來。

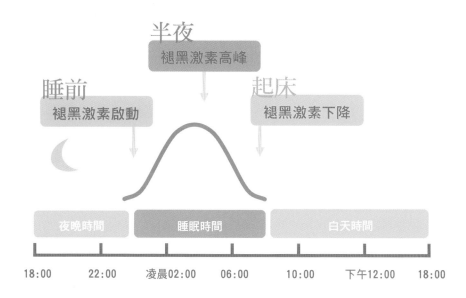

■ 褪黑激素的曲線

在一般的情況下，褪黑激素的分泌會呈現約莫24小時一個週期的晝夜節律，而我們的許多生理反應，如體溫、新陳代謝、內分泌、免疫系統等，或是心理狀態，如情緒、認知功能、警覺度或是專注力等，也都有類似的晝夜節律。

為何入睡困難、起床困難及白天嗜睡

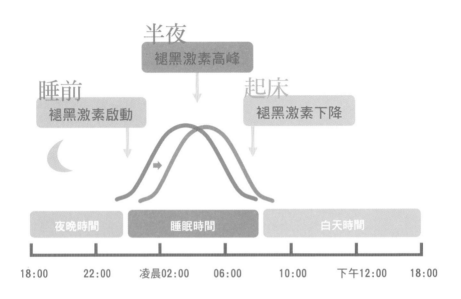

■ 自然後移的褪黑激素

身體喜歡你這樣睡

因為生理「內在時鐘」與24小時的「外在時鐘」不同步，人們必須持續校正生理時鐘，以適應「外在時鐘」的規律。一般來說校正並不難，例如在不同季節中微調生活作息與睡眠時間以因應白晝時間的長短變化；為了因應偶發狀況需要熬夜時，事後也可以調整回正常的生活節奏。生理時鐘有其彈性，但過多的變化可能會使校正失敗，導致作息紊亂，並出現睡眠困擾，例如外在要求的作息時間大幅改變（如輪班、時差等）、作息模式變動（如連續假日補眠晚起、寒暑假熬夜），甚至長時間居家工作而習慣晚起，都容易引發生理時鐘紊亂。

正常來說，褪黑激素約在早上快要起床的時間逐漸下降，但如果因為連續多日晚睡晚起，以生理時鐘本身後移的特性，褪黑激素的分泌便可能會如上圖的粉紅色曲線，變得較晚開始分泌，也較晚結束分泌；到了上床的時間，因為褪黑激素延後分泌而導致褪黑激素不足，因而難以入睡，到了早上原訂的起床時間，也因為褪黑激素的分泌尚未下降，仍會感到強烈的嗜睡因此很難起床。

你可能會以為，因為工作緣故不至於連續多日晚睡晚起，或者因為不是學生，沒有寒暑假可以大睡特睡，所以生理時鐘不至於亂掉。但楊建銘等人在2001年的研究發現，只要連續兩天比平常晚睡晚起兩小時，就可能導致生理時鐘誤點，第三天晚上褪黑激素分泌的時間會延後超過半小時。這也是現代周休二日的人們在周日晚上常常很難入睡，而周一早上比較難起床的原因之一。

C3 透過光照治療校正生理時鐘

▌ 光與生理時鐘

　　要如何校正紊亂的生理時鐘？如上所述，我們體內的晝夜節律遵循著「日出而作、日落而息」的原則，太陽光是關鍵。如下圖所示，當眼睛接收到太陽光時，光線的訊息會透過特定的神經通路傳入下視丘的上視交叉核，再傳到松果體，抑制褪黑激素的分泌。

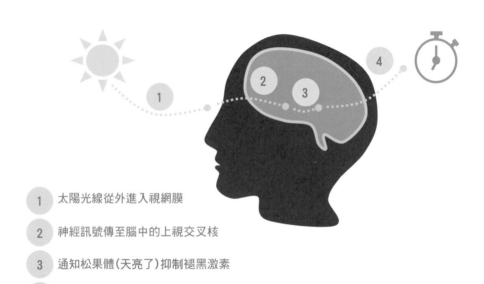

1　太陽光線從外進入視網膜

2　神經訊號傳至腦中的上視交叉核

3　通知松果體(天亮了)抑制褪黑激素

4　褪黑激素下降：結束睡眠，開始清醒

■ 太陽光線抑制褪黑激素示意圖

身體喜歡你這樣睡

換言之，當我們照到太陽光的時候，光線會產生一個連鎖反應關掉褪黑激素，所以我們會容易醒來。對於大腦而言，早晨的光照就是告訴你何時要開始清醒、開始規律的一天的訊息。雖然內在生理時鐘週期超過24小時，但只要我們起床後有充足的光照，便可以抑制生理時鐘往後延遲的趨勢，使其與外在環境的二十四小時週期保持同步。

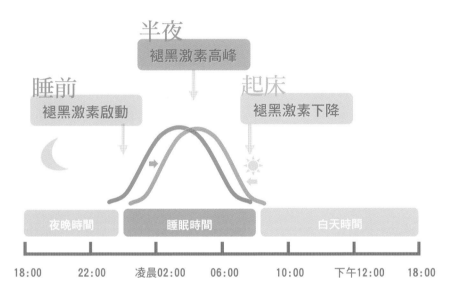

■ 光照抑制褪黑激素往後延遲

假設你在早上起床，如圖所示在 7:30 左右照到太陽光，提醒大腦已經天亮，大腦會關掉睡覺的荷爾蒙，為你後移的生理時鐘踩煞車。同時大腦會啟動清醒模式，並在大約十四、五個小時後開始分泌褪黑激素，準備進到下一個睡醒循環。

簡單來說，生理時鐘穩定的人可以記住「照光加16小時」的原則，在早晨醒來照到足夠的太陽光之後加上16小時，大約就是上床睡覺的理想時間。若是在7:30照到太陽光約莫30分鐘，便會在晚上23:30左右感到想睡且容易入睡。如果你的生理時鐘較紊亂，已經影響到睡眠，有入睡困難、起床困難等晝夜節律延遲的問題，就需要進一步的光照療法。

光照療法

光照療法是一種調理生埋時鐘的方法，需要在合適的時間照足夠照度的光線並照足夠的時長。光線會經由瞳孔進入眼睛後方的視網膜，再傳送光線訊息進大腦，到達位於下視丘的神經核，並啟動後續連鎖反應，以調整體內褪黑激素的分泌，進而調整生理時鐘。要達到光照治療的效果需要注意以下4個關鍵：

1. 充足且合適的光線

光照治療的照度通常建議至少2500勒克斯（lux，光線照度的測量單位），約等同早晨剛破曉時的光照強度。近中午且白天晴朗無雲的陽光可以到10,000勒克斯以上，而一般室內的照明大概只有300-500勒克斯。所以只有陽光或是特殊的光照治療儀器才有足夠強度去調整內在生理時鐘的位移，一般室內的光線並不足夠。除了光的強度之外，光的波長也是重要的影響因素。最有效抑制褪黑激素的光波長約是在400至500奈米左右的可見藍光，而太陽光混合有所有波長的光，也包含了藍光，因此效果也很好，橘黃色的光則是效果有限。

2. 光照的時間長度

生理時鐘沒有顯著失調者，每天上午接收15至30分鐘的陽光就可以穩定生理時鐘。若要推動生理時鐘往前或往後位移並獲得達到明顯

改善的話，則需要更長的光照時間。我們通常會建議照光最好達一小時以上或至少30分鐘，且要連續執行多天才有明顯的效果，如果照射時間不夠，效果會大打折扣。

其次，光照時間要持續，盡量避免利用過於零碎的時間。因為光照需要一段時間才會傳達給大腦足夠的訊息，改變生理時鐘的相位，因此我們會建議需要照光的失眠者到戶外有太陽光的環境活動，若可以與運動結合更為理想。因為運動可以增加能量消耗，提高恆定系統的睡眠驅力。有研究發現，光照的效果會隨著照射的時間而遞減，如果持續照強光會感到不舒服，可以照10至20分鐘，休息10至20分鐘，再回來照10至20分鐘，重複這樣的循環。

3. 照光的時間點

光照治療效果與照光的時間點密切相關。根據生理時鐘「日出而作，日落而息」的原則，規律地在起床後接受光照能使大腦會接收到「現在是早晨」的訊息，進而校正後移的生理時鐘，使其逐漸提前。如果光照延到接近中午或下午，大腦接收的訊息對於避免生理時鐘後移便會減弱。

若生理時鐘明顯位移且伴隨失眠症狀，最佳的照光時間點就會視生理時鐘位移的方向（延遲或提前）及程度而定。這個部分非常關鍵但也較複雜，我們會在「生理時鐘失調的光照治療」一節進一步詳細說明。

4. 照光的方式

太陽光是最自然、最有效且免費的光照治療光源，建議在你外出或窗邊接受太陽光照。但有些情況難以或不方便照到足夠的太陽光，如惡劣的天氣或行動不便。此外，若生理時鐘過度提前，會需要在傍晚之後照光以進行校正，但這時太陽已經下山。在這些情況下可以借助光照治療儀，讓個案能在夜間或是室內接受光照治療。

最後提醒，做光照治療時要讓眼睛張開，因為光照必須透過視網膜接收器影響「視交叉上核—松果體—褪黑激素」迴路。在臨床上常遇到個案反應：「我有照光啊！我早上起來就把窗簾打開，然後繼續躺在窗邊閉眼睡覺，身體照到光了。」這樣的光照方式對於視網膜的感光受器的刺激非常有限，無法達到光照治療的效果。

睡前的光照與 3C 產品使用

藍光的波長是最有效抑制褪黑激素分泌的光波長，對生理時鐘位移影響最為顯著。這也意味著，睡前接觸藍光可能影響睡眠和入睡時間，因為藍光抑制了睡前的褪黑激素的分泌，使得入睡時間延後。如圖所示，生理時鐘受到藍光影響而延後，除了導致入睡困難，也可能導致早晨起床仍感到嗜睡，使起床變得困難。另外有研究指出，藍光可能減少深層睡眠與快速眼動期的時間，而這兩個睡眠階段對於體能恢復及認知功能十分重要。

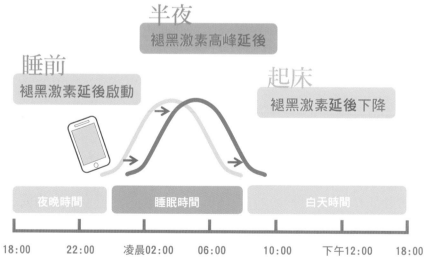

■ 3C 產品光線抑制睡前褪黑激素

除了3C產品外，電視、電燈中也有藍光。不過由於光的強度和暴露時間長短是兩個重要關鍵，3C產品使用的距離較近，光的強度也因此較大，因此對身體造成的影響會比室內燈光來得大。我們會建議睡前兩個小時降低室內照明強度，盡量避免使用藍光較多的白光燈泡，改用黃光燈泡。黃光的波長大多超過550奈米，對褪黑激素的影響較小。如果夜間睡覺習慣開黃光小夜燈，不用擔心會影響睡眠。

　　使用3C產品的時間若超過半小時，已經對褪黑激素分泌產生微弱的影響。近年來已有研究指出，若睡前使用3C產品長達2小時，影響會加倍，會導致褪黑激素的分泌減少約20-25%。因此，睡前長時間使用3C產品的族群，像是使用電腦加班、玩線上遊戲，或是長時間追劇並高度依賴手機的人，應該要特別注意。

▌基本生理時鐘穩定法

　　如果你的生理時鐘問題並不嚴重，可以用以下步驟校正：

步驟1：確定自己需要的睡眠長度

　　透過不斷調整及觀察，找出符合自己的生活及工作型態、足以維持白天精神及體力的合適睡眠「量」。臨床上建議在休假或是外出旅行時，沒有額外壓力的情況下，更容易有效找出適合自己的睡眠時數。若無法進行足夠觀察，可以依據**基礎單元**裡提到的美國國家睡眠協會推薦各年齡睡眠長度，找出符合自己需要的時數。

步驟2：設定生理時鐘的起點

　　起床時間可以當作生理時鐘的起點，保持固定的起床時間有助於穩定生理時鐘。這件事最為關鍵，但也最難執行。切記，人體具備重新設定生理時鐘的能力，堅持下去就能夠適應。不過對於生理時鐘已經紊亂的失眠者，這件事具有有一定的難度，因此需要借助一些調整

生理時鐘失調的相關療法輔助（可參考下一節）。

步驟 3：訂下睡醒的時間

確定自己所需的睡眠時數和固定起床時間後，即可制定自己的睡醒時間表。例如，你預計早上7點起床，這是你內在生理時鐘的起點，而你需要的睡眠量是 7 個小時，便可以算出上床睡覺的時間是晚上12 點。

步驟 4：早上醒來照光

早上起床後，盡快在30分鐘內至少照15-30分鐘的太陽光，以確保大腦接收到天亮的訊息。然後按照「照光加16小時」的原則，若是早上7點起床，便有很大的機會在16小時之後，也就是晚上11 點前啟動下一輪的褪黑激素分泌，有助於在晚上11-12點之間容易入睡。

步驟 5：夜晚不使用3C

要建立在臨睡前不使用螢幕裝置的習慣，當作你的「3C禁區」，在這個禁區裡不使用手機，並安排一些靜態放鬆的活動。可以參考清醒系統單元介紹的放鬆訓練，或是睡前4B誘眠法。另外，盡量避免在臥房或是睡眠區域使用3C裝置，若真要使用，最好離開臥房或是睡眠環境。

步驟 6：假日的彈性

在週休二日的工作型態下，很多上班族會利用假日補眠，但是週末晚起晚睡又可能打亂了生理時鐘的規律。如果確實需要補眠，延後起床的時間最好不要超過一個半小時，起床後應盡快接觸亮度較高的光線並加長照光時間，以告訴自己的大腦：「今天太晚起床，天已經很亮了。」這樣可以避免生理時鐘延遲。

C4 生理時鐘失調的光照治療

畫夜節律睡醒障礙（circadian rhythm sleep-wake disorder）是由生理時鐘位移而引起的睡眠問題。接下來，我們將針對兩種常見情況，延遲型睡眠相位症候群（delayed sleep-phase syndrome，簡稱DSPS）和前移型睡眠相位症候群（advanced sleep-phase syndrome，簡稱ASPS），分別描述其特色及治療的原則。

延遲型睡眠相位症候群

指的是生理時鐘延遲，亦即我們俗稱的夜貓子，是最常見的一種畫夜節律睡醒障礙。患有此種睡眠障礙的人，通常入睡與起床的時間會比正常時間晚兩個小時以上，情況好發於青少年，例如入睡時間在凌晨2、3點，並且一直睡到中午或下午。

這種睡眠障礙特別容易影響暑假結束返回校園的學生，以及剛準備步入職場的新鮮人。再者，現代普遍存在的輪班工作和彈性工作時間，以及可以晚睡晚起的自由工作者，也會出現生理時鐘過度延遲的現象。因此不僅是青少年容易受到影響，成年人及上班族也容易出現生理時鐘延遲，進而產生入睡困難等睡眠問題。

我們可以用睡眠雙歷程模式進一步說明。下頁圖中的虛線代表我們身體原本穩定的生理時鐘，當與恆定系統配合時，入睡及整體睡眠處於正常狀態。但若生理時鐘延遲了，原訂的上床時間（B點）為晚上11點，此時生理時鐘維持清醒的力量還沒到達相對低點（C點）。在這種情況下，在生理時鐘仍維持清醒能力較高的D點時上床睡覺，褪黑激素還沒分泌或是才開始分泌，這時入睡會變得較為困難。

A'點代表原訂的早上7點起床時間，但因為生理時鐘後移，生理

時鐘可能要到C'點才會啟動新的一天。這常常導致難以在早上準時起床，並在上午容易感到疲倦及嗜睡，進而影響學習與工作表現；到了晚上，延遲的生理時鐘使得夜晚精神較好，難以入睡的失眠再次出現。為了應對這種情況，有時人們乾脆延遲上床時間，因此形成日復一日的惡性循環。

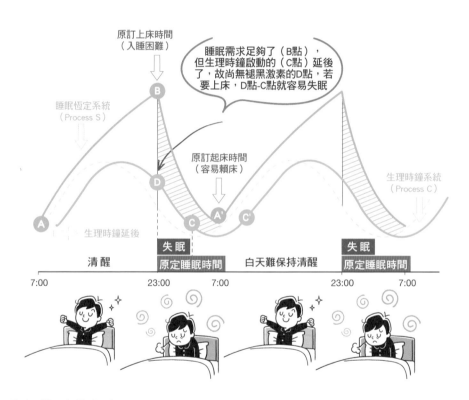

「睡眠雙歷程模式」（two-process model of sleep）/Borbély, 1982

■ 睡眠循環圖：**生理時鐘延遲**

延遲型晝夜節律睡醒障礙常見問題：

- 難以在早晨起床
- 白天（特別是上午）容易疲倦及嗜睡
- 晚上精神特別好
- 若隔天早上沒事容易延後上床時間
- 容易出現難以入睡的情況
- 學習與工作表現不佳，尤其是上午

由於在不同時間點照光會對生理時鐘產生不同程度及不同方向的位移，因此要了解如何利用光照治療晝夜節律睡醒障礙，我們需要了解光照的「睡眠時相反應曲線」。

我們將一天分為夜晚12小時和白天12小時。X軸代表時間，但須注意時間有兩種標示（圖見下頁），下排是內在生理時鐘的時間，上排則是外在環境的時間。A點是我們內在生理時鐘的起點，也就是起床的時間。以一個生活規律，朝九晚五的人為例，若每天在早上6點起床，A點就是早上6點，也是主觀夜晚的結束、主觀白天的開始。Y軸則代表照光對於內在生理時鐘影響的方向及程度，0點往上表示生理時鐘前移，往下表示後移。根據個別需求，我們就可以找出最合適的光照時間。

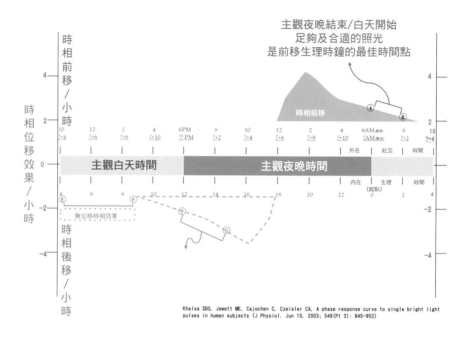

主觀夜晚結束/白天開始
足夠及合適的照光
是前移生理時鐘的最佳時間點

時相前移

時相前移／小時

時相位移效果／小時

時相後移／小時

主觀白天時間

主觀夜晚時間

無位移時相效果

外在　社交　時間

內在　生理　時間
（起點）

Khalsa SBS, Jewett ME, Cajochen C, Czeisler CA, A phase response curve to single bright light pulses in human subjects (J Physiol. Jun 15, 2003; 549(Pt 3): 945-952)

■ 睡眠時相反應曲線

　　以一位晝夜節律延遲的大學生為例，早上沒有課時他通常在早上 10 點醒來，他的內在生理時鐘起點就會在 10 點，因此 A 點下方時間軸仍以 0 表示，但上方與 0 對應的時間是早上 10 點，上方其他的時間也都往後順延 4 個小時。對於這個個案而言，早上 10 點是他主觀的夜晚結束時間，也是主觀白天開始的時間。在他早上有課的日子，他可能會想早睡早起準備上課，這可能會導致入睡及起床困難，也容易遲到或上課時沒有精神。

　　我們的目標是提前他的生理時鐘相位，以便能早點入睡和早點起床。由圖中可知，在 A 點前後的時間照光都可以提前生理時鐘的相位，因此會建議在起床後的 A 至 B 點，也就是起床後的 2 小時（10-12

身體喜歡你這樣睡

點）照光，若能提前起床照光效果更好。照光的時間建議至少30分鐘，一小時以上更佳，以促使生理時鐘向前調整，如圖上藍色色塊所示。

這位大學生如果想要早點入睡，可以考慮逐漸提早起床時間，並且遵守充足照光的原則。例如，他可以在早上9點半起來，盡快外出照光30分鐘至一小時，連續幾天後就有機會能夠提早入睡和提早起床。

一般而言，我們會建議每週提前一小時，或三至四天提前半小時來調整生理時鐘，前移到想要的時間點。臨床上會視失眠者狀況而加快或減慢前移的時程。舉例來說，如果一位失眠者的生理時鐘已經後延至凌晨2點至早上10點，而他希望在晚上12點上床睡覺，我們會用以下方向來規畫光照治療法。

第一周：從凌晨2點睡到早上10點，早上10-12點（A至B點）間連續照光30-60分鐘。

第二周：作息前移1小時，睡覺時間為凌晨1點至早上9點，早上9-11點間連續照光30-60分鐘。

第三周：作息再往前移1小時，睡覺時間為晚上12點至8點，早上8-10點間連續照光30-60分鐘。

▌前移型睡眠相位症候群

狀況與延遲型睡眠相位症候群相反，指的是生理時鐘前移，導致太早想睡、太早醒來。患者可能在晚上6點到9點間就很想睡覺，睡到凌晨2點至5點就會醒來睡不著，這種狀況好發於年長者。生理時鐘前移也會對生活造成影響，個案參與晚上活動時會無法維持清醒，如果活動超過就寢時間，可能會導致睡眠不足。有些患者可能會使用酒精或其他藥物來延長睡眠時間，或是在下午利用咖啡因提神，但會進一

步影響當晚或隔夜的睡眠，形成睡眠問題的惡性循環。

前移型晝夜節律睡醒障礙常見問題：

- 容易在比自己想要起床的時間還要早醒來
- 在清晨醒來後無法再入睡
- 起床不用設鬧鐘，也不太會賴床
- 早上起床總是最有精神及活力的時刻
- 下午至傍晚會感到沒精神
- 還沒到想要睡覺的時間就會開始打瞌睡

為了解決睡眠相位前移而帶來的睡眠困擾，可以考慮在傍晚及晚上照光以延後內在生理時鐘。光線向大腦發送訊息：「現在還是白天，還有很強的光線，不需急著分泌褪黑激素，不需要這麼早入睡」，有

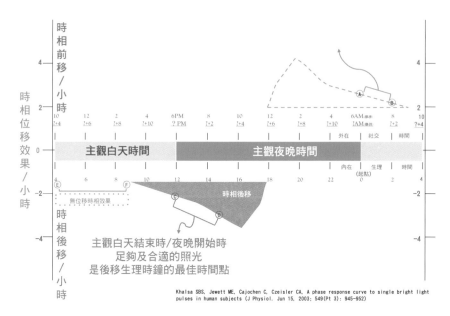

Khalsa SBS, Jewett ME, Cajochen C, Czeisler CA, A phase response curve to single bright light pulses in human subjects (J Physiol. Jun 15, 2003; 549(Pt 3): 945-952)

■ 睡眠時相反應曲線

助於生理時鐘向後推遲，進而延後入睡及起床的時間。

　　若對照「睡眠時相反應曲線」，建議在主觀夜晚開始後至睡覺前約2至3個小時之間（C-D點）照光至少60分鐘，這樣可以有效推遲生理時鐘。以一位生理時鐘前移的長者為例，他通常在早上 4 點左右醒來，晚上 8 點多想睡覺，他的生理時鐘起點為上午 4 點，夜晚時間就會從下午 4 點開始。我們會建議他在下午4點至7點之間（C-D點）照光至少60分鐘，而且越接近D點越好，並試著延後到9點以後上床，有助於延後睡覺和起床的時間。同樣的，當想睡覺和醒來的時間後移時，照光的時間也應當跟著後移，逐步到達期待的睡覺及醒來的時間。但有時合適的照光時間會落在太陽下山後，無法接受到自然的太陽光，這時就可以考慮使用光照治療儀，即使在夜間或是室內也可以接受光照治療。

　　另外要提醒大家，「睡眠時相反應曲線」中的E-F點代表白天開始的第4-8小時，是對光照的不反應區間。在這段時間內照光，對於生理時鐘的位移沒有任何效果。如果是作息規律、每天6點起床的人，這個區間會落在早上10點至下午2點之間。臨床上有些失眠者會在太陽光最強的中午時間去照光，但發現問題並沒有改善。從這張圖表可以得知，照光有不反應的區間，每個人應根據自己的生理時鐘，找出最適合自己的照光時間和調適方法。

　　簡單來說，晚睡晚起的人可以在起床的時間前後照光，提醒大腦開啟清醒狀態，並逐步提前照光及起床的時間；早睡早起的人要在大腦覺得是晚上的時間點前後照光，告知大腦晚點進入睡眠狀態、晚點醒來，並逐步延後照光及上床的時間。

　　若你還不是很清楚怎麼規畫光照時間和方法，建議直接詢問熟悉光照治療的失眠認知行為治療專業人員。

　　睡眠作息大致可分成三型：晚睡晚起的「貓頭鷹型」（俗稱夜貓子）、早睡早起的「雲雀型」，以及兩者都不是的「中間型」。作息時態雖然與天生基因有關，但也和每個人的生活型態息息相關。如果想知道自己是哪種睡眠作息，最簡單的方法就是問自己，通常你自己就可以判斷出自己是否為貓頭鷹還是雲雀。睡眠作息的評估其實相當主觀，你會有自己主觀的白天及夜晚時間。

　　除了用主觀判斷，你也可以用下面的「睡眠作息傾向分析」來評估自己的睡眠作息。只需勾選下列選項，哪一邊勾選的項目較多，你就是偏向那一型。如果你有睡眠困擾，或是符合基礎單元的慢性失眠定義，就可以考慮嘗試書中建議的光照療法。

睡眠作息傾向分析

還沒到自己想要睡覺的時間就會開始打瞌睡	下午至傍晚就會感到沒精神	一早起床總是最有精神及活力的時刻	通常不愛賴床，甚至不用設定鬧鐘	容易在清晨醒來後無法再度入睡	容易比自己想要起床的時間還要早醒來		難以在早晨起床	白天容易疲倦及嗜睡	晚上精神總是特別好	若隔天早上沒安排，容易延後上床時間	容易出現難以入睡的情況	學習與工作表現不佳，尤其是上午
						勾選						
						合計						
早睡早醒的雲雀型						類型	晚睡晚起的貓頭鷹型					

身體喜歡你這樣睡

除了常見的晚睡晚起及早睡早起之外，睡眠作息型態以及晝夜節律睡醒障礙還包括「非24小時循環型」和「找不出規則型」，在臨床上也都會因為無法期測、不斷變動的睡眠時相位移而影響睡眠品質。若是屬於書中沒有介紹的其他類型障礙，臨床上要分析的方式及治療複雜度較高，建議直接尋求專科醫師或失眠認知行為治療專業人員協助。

C5 特殊生理時鐘的調整

▌輪班怎麼調適？

現今24小時運作甚至全年無休的行業越來越多。研究發現，輪班工作者的慢性失眠症盛行率是固定白班的2.18倍。根據台灣睡眠醫學學會在2019年的調查，全台固定白班工作者的慢性失眠症盛行率為10.7%，約每10人就有1人受慢性失眠之苦。輪班工作者的慢性失眠症盛行率達23.3%。該調查也發現，輪班工作者除了睡眠品質受到影響之外，清醒時的注意力及認知功能也受到顯著影響，進而引發白天疲勞、提高嗜睡及意外風險。整體來說，輪班工作者罹患身心疾病風險較高，包括心血管疾病、糖尿病、情緒障礙，且免疫系統問題也相對明顯，感冒機率約為正常上班族的3倍。

若大夜班的比例較高，慢性失眠盛行率也隨之增加。當大夜班在一個月內超過13天時，慢性失眠比率達到30.6%。另外，白班與大夜班輪班的頻率越快，慢性失眠盛行率就隨之增加。換班頻率在一周之內，慢性失眠率達到35.4%。輪班工作不只影響睡眠，還提高了意外風險。相較之下，固定白天工作的人中有2.7%曾因睡眠問題發生交通事故或工作上的意外傷害，但是輪值大夜班者有高達25.3%曾發生交

通意外。

　　為了改善輪班工作者的睡眠問題，我們建議採用「緩慢輪班原則」。首先，長時間固定在某一班表，然後再進行轉換，每一班表維持2周以上，以讓內在的生理時鐘與外在的工作時間同步。此外，由於生理時鐘需要時間調節，變動輪班班別時（尤其是轉換成大夜班）至少要排2天以上的適應或休假時間。

　　另一種方法是順時鐘方向的輪班，也就是從早班→小夜班→大夜班，這會比逆時鐘方向的輪班容易適應。國外有研究指出，順時鐘的輪班方式不僅可以改善心血管風險因子，在平均血壓、睡眠品質與睡眠長度上都能獲得較明顯改善。

　　倘若班表不是你能控制的，那就控制你的睡覺時間吧！可以用「定錨睡眠」及「預防性小睡」來降低輪班工作干擾睡眠及清醒時的精神。定錨睡眠的意思是找出一段在上班及放假日子都可以睡覺的時間，至少4個小時，排除其他事務讓自己睡覺，其餘的睡眠時間就可以依照班表的狀況調整。這樣做可以讓內在生理時鐘定錨，不會因為輪班而有大幅位移。另外也建議在上夜班之前先有限制地小睡一下，對於維持上班時的精神很有幫助。

給輪班工作者的睡眠建議

1. 班表的安排要順應身體的生理時鐘，建議的輪班方式為早班→小夜班→大夜班。
2. 應盡量避免短於一周的輪班。採用2周以上的輪班模式，比較不會造成晝夜節律失調。

3. 避免每一班的工作時間長於12小時，尤其如果工作上需要相當的注意力或體力，更應避免長時間的輪班工作。

4. 使用刺激性物質可能造成想要入睡時無法入睡，所以在睡前4小時內要避免飲用刺激性飲料，如咖啡、酒精。

5. 可利用光照治療來調節生理時鐘。

6. 上夜班的人可在下班後、回到家途中戴太陽眼鏡，以避免早晨照光對於白天要睡覺產生負面的影響，回到家之後可以更有效地入眠。

7. 若睡眠時間剛好是白天光線較強的時段，臥房應該要有厚實的遮陽窗簾營造黑夜的環境，讓身體認為「白天應該清醒」的生理時鐘，調整成「已經天黑了應該睡覺」的狀態，幫助身體盡快進入睡眠。

8. 善用「定錨睡眠」，找出在上班日及休假日至少能睡四小時的時間，以穩定生理時鐘。

9. 在夜班工作前先有一段「預防性小睡」，有助於維持精神。

10. 讓所有家人朋友知道你的工作及作息，避免他人在你應該睡覺的時候打擾。睡眠時應將手機靜音甚至關機，家用電話也切換為答錄機。

時差怎麼調？

　　你曾經因為出國需要調整時差嗎？如果有，是否有感覺到生理時鐘似乎有彈性？在不同時區旅遊時，只要時區大於3小時，人們就需要調整生理時鐘以適應時差。

出發前

可提前調整睡眠週期，例如出發前五天開始調整生理時鐘，包含用餐及睡眠時間。如果要往東飛，每天要提早就寢和起床；如果往西飛，要盡量延遲每日的就寢及起床時間。

飛行中

1. 把手錶調至當地時間，並隨時提醒自己。
2. 若需要在飛行途中睡覺及用餐，盡量配合當地的時間。
3. 飛行途中讓身體輕鬆舒適，穿寬鬆及多層衣服以保持恆溫。飛行中應隨時補充水分，並隨身攜帶一些令自己舒適的用品，包括眼罩、耳塞、潤膚露、潤唇膏以及溫開水等。

到達目的地時

1. 到達當地時，作息與飲食盡量配合當地的時間。
2. 睡前減少使用含咖啡因的飲料與食物，以及酒精等刺激性物質。
3. 當地的白天時間應多多活動，多接收明亮光線的照射（自然太陽光為佳）。
4. 減少午睡時間的長度，午睡以30分鐘為限；避免睡前8小時內仍在小睡。
5. 利用早晨做光照治療和來幫助生理時鐘調節。

不論是輪班還是時差都要注意，使用安眠藥有助於入睡，但是無法改變生理時鐘，而且會影響到工作時的警覺度。安眠藥應避免長期使用，以降低使用後可能造成的藥物依賴以及副作用。

身體喜歡你這樣睡

C6 作業

生理時鐘系統單元的練習時間：2至4周

生理時鐘系統單元作業	第1周	第2-4周
找到自己的睡醒時間	平日 ・上床時間： ・起床時間： 假日 ・上床時間： ・起床時間：	
睡前環境光線的管理	塑造睡眠環境 □睡前有 3C 禁區 □睡眠環境少 3C 產品 □睡眠時昏暗光線	持續練習及修正
針對生理時鐘的睡眠衛教執行計畫	睡眠相關習慣 □平日睡醒時間要規律 　（1 小時落差範圍） □避免週末補眠 　（2 小時落差範圍）	追加 2 項日常生活習慣 □早上醒來將窗簾拉開 □白天接受太陽光照

光照處方	無	開始執行，建議 1-3 周 第 1 周 上床時間： 起床時間： 照光時間： 照光長度： 照光方式： 第 2 周 上床時間： 起床時間： 照光時間： 照光長度： 照光方式： 第 3 周 上床時間： 起床時間： 照光時間： 照光長度： 照光方式：

身體喜歡你這樣睡

H恆定系統

Homeostasis system

恆定系統說明單元

現代人的恆定系統

如同基礎單元所述,恆定系統可視為用以平衡睡眠債的機制。個體在白天的清醒時間越長,消耗的能量越多,晚上的睡眠驅力、深度和時長就越大,類似一個蓄電池的概念。白天用掉的能量越多,晚上需要的充電量就越大,而高睡眠驅力可以促使人入睡,有時也能抑制清醒系統對睡眠的影響;但若是白天能量消耗有限,就難以硬性增加充電量。

過去的生活型態是日出而作、日落而息,白天耕作、打獵都需要大量的體能,到了晚上自然會產生足夠的睡意,穩定入眠。然而現代人的工作大多在辦公桌前進行,能量消耗有限,主要依賴腦力,恆定系統累積的睡眠驅力相對有限。雖然使用腦力也會消耗能量,但也容易提升腦部活動,激發清醒的程度,抑制了睡眠驅力的作用。

恆定系統的運作可以歸納為三點:1)睡眠驅力的高低取決於能量消耗的多寡;2)上床時睡眠驅力的高低,決定個體的入睡速度和睡眠時長;3)睡眠驅力與清醒力量會相互拮抗,過度激發的清醒系統會干擾睡眠,睡眠驅力很高也會降低清醒力量的影響。因此,在現代生活模式下要有足夠的睡眠驅力輕鬆入眠,可以從這三個面向著手:1)提高白天的能量消耗;2)睡眠驅力不高時避免長時間躺床;3)降低清醒系統的過度激發。

恆定系統的科學實證

　　過去對失眠病因的研究較少以恆定系統為主，一方面是因為恆定睡眠驅力缺乏標準的測量指標，另一方面是因為清醒系統與恆定系統會交互抑制，因此過去的失眠病因研究將重心放在清醒系統過度激發上，而將恆定系統作用的提升視為清醒系統下降的結果。

　　目前對於恆定系統睡眠驅力的研究主要以低頻率的腦波為指標，在清醒時會以theta波（θ波，約4～7Hertz）的功率為指標，睡眠時則以delta波（δ波，約0.5～4Hertz）的功率或慢波睡眠的量與百分比為指標。研究發現，早晨醒來後，隨著清醒時間的延長，白天的低頻腦波的功率會逐漸增加，然而這個睡眠驅力的累積並非線型的關係，而是一開始增加較快，之後的增加逐漸平緩。

　　根據下頁圖中的紅色曲線，白天小睡會降低睡眠驅力的累積，越晚小睡影響越大，像是紫色曲線，可能到了該睡覺的時間，但是睡眠驅力累積不足而不易入睡。若是進行睡眠剝奪整夜不睡，睡眠驅力的累積會提高，但是增加的幅度逐漸趨緩，如圖中的虛線。另外也可以注意到，入睡後睡眠驅力會顯著下降，且下降的速度較快。因此，累積了一整天的睡眠驅力，在睡到半夜時就已經降到跟上午相近的強度，有時強行增加睡眠並不是那麼容易。

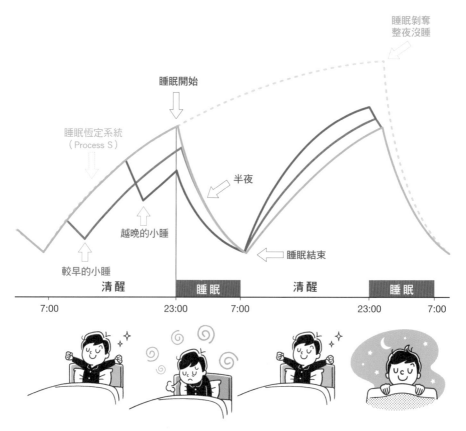

「睡眠雙歷程模式」（two-process model of sleep）/Borbély, 1982

■ 睡眠驅力累積與消耗及小睡的影響

　　過去針對失眠患者的恆定系統的實證研究不多，這些研究發現失眠患者的慢波睡眠不見得比正常睡眠者少，但是需要更長的時間進入慢波睡眠，顯示恆定作用運作較弱。另一方面，亦有研究以睡眠剝奪後的睡眠反彈的量與強度做為恆定系統運作效能的指標，結果發現失眠者經歷整夜或是部分的睡眠剝奪之後，雖然仍有睡眠時間延長、慢波睡眠增多等恆定系統運作反應，但其反彈的程度比正常睡眠者來得低，顯示失眠患者的恆定系統的補償作用相對不足。

失眠的患者可能因為擔心自己睡不夠而採取一些不利於恆定系統運作的行為，例如提早上床、延長躺床時間或補眠，這些行為反而會導致在恆定驅力不足時上床，因此出現入睡困難、淺眠，或者躺床時間超過睡眠驅力能維持的時間，因此無法睡得穩定、連續。這些情況容易讓自己在床上翻來覆去、輾轉難眠。近年的研究發現，患者接受失眠認知行為治療之後，慢波睡眠以及delta波的功率會顯著提升，顯示失眠患者在恆定系統的運作缺陷可能並非先天特質，而是可以透過心理及行為的改變來調整。

　　如何讓恆定系統達到平衡是失眠認知行為治療當中相當重要的環節。你若是有失眠困擾，可以評估一下自己的恆定系統運作狀況。

恆定系統檢核表

　　想知道自己的「恆定系統」是否運作良好？以下檢核表列出了恆定系統運作不足，或會干擾恆定系統運作的一些行為及睡眠特徵。請依自己的狀況勾選，看看自己符合了幾項：

☐ 白天有機會休息的話，經常會睡一小時以上。

☐ 近期面臨生理不適或疾病，不方便行動或出門。

☐ 是居家工作者（以近3個月內，一周大於一半為基準），或是日常生活習慣，或是工作模式以靜態為主。

☐ 如果前一天的睡眠不足，會提早一小時以上的時間上床。

☐ 假日會延後起床，或是經常透過假日白天時段補眠，一日加總大於2小時。

☐ 一周運動時間少於3次。

☐ 平均一天躺在床上的時間，白天及晚上加總大於9小時（包含

睡不著，或是沒在睡覺的時間）。

☐ 假期結束當晚，或是開始上班（上課）前一晚，入睡時間總是
會大於30分鐘。

☐ 容易覺得淺眠、睡眠品質差。

☐ 因為一些原因睡眠被剝奪時，隔天也無法睡比較長、比較好。

每一個勾選代表1分，得分的評估如下：

7-10 分	「恆定系統」明顯影響了你的睡眠，建議要好好閱讀「恆定系統」單元，了解它為什麼會影響睡眠，並採用書中的建議與方法，透過加強「恆定系統」來提升睡眠品質。
3-6 分	「恆定系統」略微影響到你的睡眠，仍建議進一步閱讀「恆定系統」單元，預防日後因為「恆定系統」失調而失眠。
0-2 分	恭喜你！你的「恆定系統」目前運作得不錯。

提醒：本書的檢核表僅為了解你的狀況，並非醫療臨床診斷，請勿過度診斷及標籤。

恆定系統核心單元

H1 什麼是恆定系統

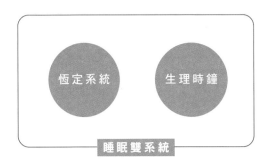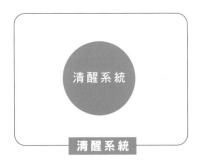

■ 睡眠雙系統與清醒系統

　　「恆定系統」屬於睡眠雙系統之一，主要和你的睡眠驅力、睡眠需求，或是我們常稱的「睡眠債」有關。如果我們的評估推薦你先閱讀這個章節，代表你的「恆定系統」運作可能受到某些因素干擾，影響了你的睡眠。如果我們的評估也請你閱讀「生理時鐘」的章節，代表你的睡眠時間、作息、晝夜節律等可能出了一些狀況，干擾了你的另一個睡眠系統「生理時鐘」。

　　「恆定」（homeostasis）顧名思義即平衡的概念，太多太少都不合適，需要找到一個中庸之道。人體許多生理機能都有恆定的運作，例如體溫、進食、飲水等，身體會維持一個內在需求的平衡點，透過調控內在驅力的高低來影響我們的行為，以滿足並平衡身體的需求。

以進食為例，當你早餐、午餐、下午茶都吃得豐盛也吃得飽，到了晚餐時間你可能不會感覺到餓，因此也吃不多；相反的，你若是一早起來就沒有吃東西，還不到晚餐時間就會產生強烈的食慾，看到什麼食物都想吃，可能會急著進食來滿足飢餓感。這種食慾變化反映了身體在追求進食的恆定。

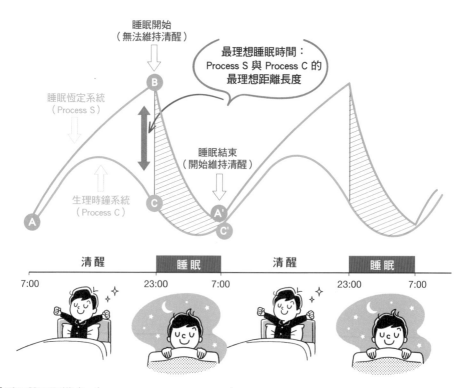

「睡眠雙歷程模式」（two-process model of sleep）/Borbély, 1982

■ 睡醒循環圖

睡眠的需求也類似，如果早上睡得比較晚，中午還補個午覺，傍晚在沙發上又休息了一下，到了晚上可能就不覺得想睡，即便躺上床也難以入眠。這樣的生活型態常見於退休或是居家工作者，也是導致他們失眠的原因之一；相反的，若是前一天熬夜幾乎沒睡，白天又有許多勞力消耗，可能還沒到睡覺時間就開始打呵欠，很想要睡一覺來滿足睡意。在這種情況下，一躺上床就會沾枕即眠。

正常情況下，個體若隨著早上醒來，如圖中A點，開始一天的勞動與覺醒，隨著體力逐漸消耗，睡眠驅力會逐漸攀升，到了晚上睡覺的時間（圖中B點），睡眠驅力已經累積足夠，個體會感到強烈的睏意，渴求透過睡眠以滿足內在對休息的需求。一旦得到完整的夜晚睡眠，睡眠驅力被滿足後，你便會轉醒（圖中A'點），不容易再入睡。

你應該也發現了，圖中有一條代表生理時鐘的綠線，我們是否可以在晚上11點順利在睡眠驅力的高點入睡，在早上7點睡眠驅力被滿足下醒來，還需要與生理時鐘配合。

▌睡眠驅力和腺苷

睡眠恆定系統所調控的睡眠驅力代表個體的睡眠債。隨著個體保持清醒的時間增長，睡眠驅力逐漸累積，個體就會覺得累、想睡覺。這種渴望入睡的感覺並非只是主觀感受，而是受到體內化學物質的調節。當維持清醒時，我們的身體會開始消耗能量，其中會產生一種名為「腺苷」（adenosine）的代謝物。腺苷是一種抑制性神經傳導物質，會和大腦神經元的接受器結合，抑制神經元的活化，進而產生嗜睡的感覺。一天清醒的時間越長，腺苷也會累積越多，我們也就會感覺到「想睡」。此時躺上床，就會有足夠的睡眠驅力入睡。

當腺苷累積過多時，身體便需要將其還原到帶有能量的神經化學

物質，這個過程就像是手機需要充電。充足的睡眠可以將腺苷逐步還原到帶有能量的腺苷三磷酸（ATP），所以睡眠可以幫助我們還原腺苷、降低睡眠驅力，並且恢復能量。

如下圖所示，我們可以將「恆定系統」及「生理時鐘」視為一組，放在蹺蹺板的一側，「清醒系統」則在另一側。因此，當你睡不著、睡不好的原因是睡眠驅力不夠（如圖以恆定系統縮小來表示），因此很難切換到睡眠模式。

▍睡眠需求與睡眠債

常有失眠者詢問，為什麼有時醒來後沒有睡眠驅力歸零且神采奕奕的感覺？這種現象對現代人來說還蠻常見的，因為你根本還沒有睡

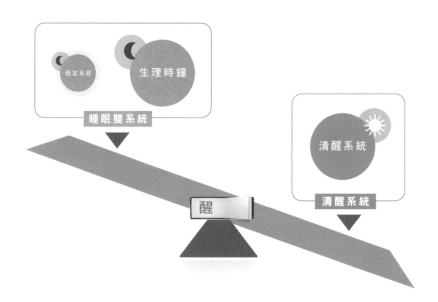

■ 三系統蹺蹺板圖之恆定系統失調

飽。現代人因為忙碌、生活步調快，加上網路發展、使用智慧型產品，大量壓縮了睡眠時間，使得你的睡眠長度不夠，前一天白天所累積的腺苷與睡眠驅力還來不及歸零就要醒來了，而新的一天又會開始消耗能量和產生腺苷，這就是睡醒了卻沒有恢復精神與感覺神采奕奕的原因。

一天到底要睡多少時間才夠？每人每日所需要的睡眠有很大的個別差異，可能受到體質或家族遺傳等因素影響。更有研究從基因角度來探討睡眠量，發現睡眠量就像身高與體重，是一種基因表現型，因此不見得每個人都需要同樣長的睡眠時間。

此外，睡眠時數會隨著年齡變化。隨著年齡增加，人們所需要的睡眠時間長短不一，且睡眠品質也會有所不同。美國國家睡眠基金會（The National Sleep Foundation，簡稱NSF）在2015年整理了2004-2014年期間的相關的實證研究，得出不同年齡層的「每日建議睡眠時數」（如下表），包含個別差異下的「建議睡眠時數」及「不建議的睡眠時數」。

年齡對睡眠需求的影響

年齡	建議睡眠時數	不建議的睡眠時數
新生兒（0-3 個月）	14-17	<11, >19
嬰兒（4-11 個月）	12-15	<10, >18
學步期幼兒（1-2 歲）	11-14	<9, >16
學齡前兒童（3-5 歲）	10-13	<8, >14
小學生（6-13 歲）	9-11	<7, >12
青少年（14-17 歲）	8-10	<7, >11
青年（18-25 歲）	7-9	<6, >11
成人（26-64 歲）	7-9	<6, >10
老人（≧ 65 歲）	7-8	<5, >9

你可能會好奇，為什麼「不建議的睡眠時數」包含睡太少，也包含睡太多呢？睡太少還蠻好理解的，因為無法透過睡眠來消弱嗜睡與疲累感。那麼睡太多也不好嗎？這可以從兩方面來討論：第一，睡太多可能意味著比平常晚起，導致隔天沒有足夠的清醒時間來累積腺苷與睡眠驅力，進而影響到隔天夜晚的睡眠，形成惡性循環。第二，睡太多也可能和睡眠中受到干擾有關，例如有其他睡眠障礙（像睡眠呼吸中止症），因此你每天晚上其實都沒有睡好睡飽，需要更多的睡眠來滿足睡眠需求。因此我們不建議睡太少或是睡太多，大多數人的睡眠平均時數都會落在建議的睡眠時數區間，可以向這個平均值看齊。

▍咖啡因與腺苷

我們在臨床工作上常常聽到失眠者對咖啡又愛又恨。愛的是咖啡可以趕跑白天的瞌睡蟲，恨的是咖啡送走晚上的睡神！這是為什麼呢？我們先從「咖啡因」與產生睡眠驅力的「腺苷」的關係談起。

咖啡因是一種中樞神經系統興奮劑，也是世界上最廣泛使用的提神物質之一。由於咖啡因的分子結構與腺苷相近，飲用含咖啡因的飲料後，咖啡因會結合到大腦神經細胞當中的腺苷接收器上，阻礙能量代謝後產生的腺苷和神經元結合，進而促使大腦釋放興奮性的神經傳導物質乙醯膽鹼；由於神經元先與咖啡因作用，便無法提醒大腦需要感到累或是睡覺來讓腺苷還原。因此，若在較晚的時間攝取含有咖啡因的食物或飲料會使亢奮的感覺持續，進而干擾夜晚的入睡。

咖啡因的代謝半衰期（指喝下之後在體內代謝到一半所花的時間）通常是三到七小時，但會因人而異，影響因素包含體質、年齡、肝功能、性別（女性代謝咖啡因的速度比男性快，但懷孕婦女需要更多的代謝時間）。因此在臨床上建議體質較敏感、易受咖啡因影響的失眠患

者，在下午過後，或至少在入睡前三到七小時（對應咖啡的半衰期），就要避免使用含咖啡因物質。但每個人的體質以及對咖啡因的敏感度不同，所以很難一概而論，最晚可飲用咖啡的時間需要依自身狀況來評估。

一般而言，成年人每公斤體重攝取咖啡因達到 1.5 毫克（mg）就能感受到提神的效果。以體重 70 公斤的成年人為例，單日攝取 105 毫克的咖啡因（大約一杯咖啡）就有提神效果。攝取小劑量的咖啡因除了提神，還能加速反應、改善疲勞及提高工作效率。但如果單日攝取咖啡因達 5 毫克，那麼體重 70 公斤的人單日攝取 350 毫克咖啡因，就可能造成中樞神經系統過度興奮，以致於出現明顯的心悸、發抖、呼吸加快、過度亢奮及焦慮等不適症狀。

咖啡因除了存在咖啡及茶類飲料中，亦有許多食品與藥品含有咖啡因，例如巧克力、可可、可樂、止痛藥、減肥藥、感冒藥，甚至也有失眠患者被一顆小小的茶葉蛋影響了睡眠品質。下表為常見食品與藥品的咖啡因含量對照表。

常見食品與藥品之咖啡因含量對照表

	食物、飲料	容 量	咖啡因含量（毫克）
碳酸飲料	可樂	360 c.c.	35-65 mg
	汽水（七喜、雪碧）	360 c.c.	0
巧克力製品	巧克力磚	360 g	60-420
	牛奶巧克力	360 c.c.	12-180
	巧克力蛋糕	75 g	10-30
咖啡	濃縮咖啡	30 c.c.	30-50 mg
	過濾咖啡	150 c.c.	40-180 mg
	即溶咖啡	150 c.c.	30-85 mg
	低咖啡因研磨咖啡	150 c.c.	<5 mg
	含量會因咖啡豆品種及泡煮時間而異		
茶類	紅茶	150 c.c.	30-110
	烏龍茶	150 c.c.	20-80
	綠茶	150 c.c.	20-50
	薄荷茶	150 c.c.	<5
	麥茶	150 c.c.	0
	含量因茶葉發酵程度、種類、品質及浸泡時間而異		
	止痛藥	1 錠	30-100
	能量飲料	240 c.c.	50-250

成年人每日合適的咖啡因攝取量介於100到300毫克之間，你可以透過這張咖啡因含量表，試算每天所攝入的咖啡因是否過量。除了評估咖啡因含量，也要考量一天之中能喝咖啡的最晚時間。此外，咖啡因有利尿效果，太接近晚上的時間飲用，可能導致半夜想上廁所而醒來。

H2 如何擁有穩定的恆定系統

▌減少白天用掉睡眠需求

再想像一次手機充電模式：你擔心手機沒電，所以在電力只消耗30%時就急著充飽，或是三不五時看到插頭就充電，手機一直維持在高電量。這就好比我們的睡眠，如果白天一直在補眠、休息充電，就無法有效消耗能量，也無法累積足夠的腺苷。到晚上該睡覺的時候身體沒有充電的需求，睡眠驅力不足，也就容易導致失眠。

我們可以透過下頁的「睡醒循環圖：午睡的影響」來瞭解午睡對睡眠的影響。如果午睡太多，或是太晚才午睡（圖中D點），睡眠驅力已被部分滿足，到了真正上床的睡眠點時，睡眠驅力的累積還不夠（圖中D'點）。就像在正餐之前貪嘴吃了零食，正餐時間到了就不覺得餓，因此延後了用餐時間，干擾規律的進食。圖中還顯示除了入睡時間可能拉長之外，第二個影響是上床時的睡眠驅力不足，可能導致整個睡眠期間的睡眠驅力偏低，因此較為淺眠。由於睡眠的時間不足及品質不佳，我們可能會在白天有機會時補眠，又干擾了下一晚的睡眠，形成了失眠的惡性循環。

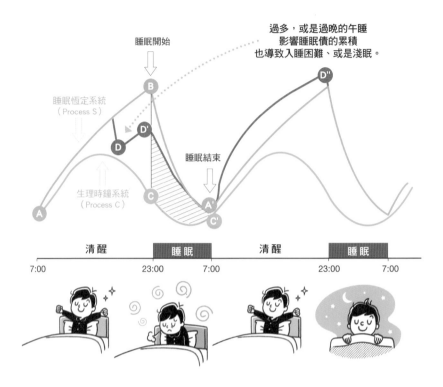

過多，或是過晚的午睡
影響睡眠債的累積
也導致入睡困難、或是淺眠。

睡眠開始

睡眠恆定系統
（Process S）

睡眠結束

生理時鐘系統
（Process C）

| 清醒 | 睡眠 | 清醒 | 睡眠 |

7:00　　　　　23:00　　　　7:00　　　　　23:00　　　　7:00

「睡眠雙歷程模式」（two-process model of sleep）/Borbeély, 1982

■ 睡醒循環圖：午睡的影響

　　要如何能避免失眠的惡性循環？我們建議無論前一天晚上睡得如何，每天都在固定時間起床。如果因為補眠太多導致晚上睡眠驅力不夠，入睡較難或是淺眠，到了該醒來的時間（圖中A'及C點）仍然要起床。這樣做的好處是，即使我們會因為前一天睡不好而感到疲累，但這樣的小疲累可以在隔天累積更多的睡眠驅力，到了第二天晚上，睡眠驅力就能夠累積到更高（圖中D"點），有機會在隔天充飽電。

午睡38法則

　　臨床上常見到失眠者覺得前一天的晚上睡不好，白天沒有精神，因此在白天出現過多時間的補眠。這樣的做法，常常會導致失眠者在白天就暫停累積睡眠的需求，讓晚上的睡眠驅力減少許多，晚上的睡眠品質及效率就可能變差了，更有機會讓失眠成為日復一日的惡性循環。

　　有不少研究證實，白天適時的短暫午睡有益於下午的精神及工作表現。但是午睡的長度到底多久才適當呢？研究顯示，短暫的10分鐘午睡就有助於提振下午的精神，睡過長反而會出現類似起床氣的現象，不易醒來，稱為睡眠遲惰，反而精神不好，也可能干擾夜間的睡眠。我們通常建議以30分鐘為限，白天午睡時只需要睡到睡眠階段N1或N2就好，核心的深層睡眠（睡眠階段N3）就留給晚上的主睡眠。

　　另一個白天補眠的考量是小睡的時間點。很多較晚下班的上班族會在下班途中小睡片刻，但因為太接近晚上睡覺的時間，即使是短短的10至20分鐘，仍然會影響到晚上的睡眠品質，導致晚上睡不著。我們在臨床上常用的原則是睡前8小時內不要補眠。例如你習慣在晚上11點睡覺，下午又想午睡的話，建議在下午3點之前睡。

　　我們將這些原則整理成簡單的「午睡38法則」：午睡不宜太長，以休息30分鐘為限，且無論是否有睡著；午睡時間不宜太晚，要在睡前8小時之前，以免影響了晚上睡眠的效率及品質。

午睡38法則

- 白天的休息時間限制在30分鐘。
- 睡前8小時內不要休息或補眠。

活力小睡的好處

剛剛好的午睡是最合適的。不過從睡眠醫學及生理的角度而言，人類到底需不需要午睡呢？忙碌的現代人如何更有效率地午睡？我們先從生理時間的觀點來討論警覺程度與核心體溫。

1. 警覺程度

從生理時鐘的來看，我們人體的認知功能（注意力、警覺程度等）也有一天24小時的節律。在晚上準備入睡前後，警覺程度會有明顯的低點（如圖中綠色箭頭），因為睡覺時不需要太高的警覺度。

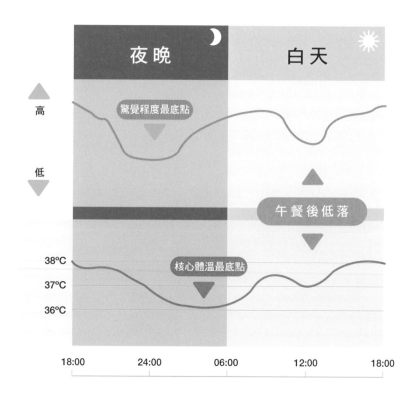

■ 24 小時內的警覺程度和核心體溫

第二波的低點是在中午過後，醫學上稱之為「午餐後低落」（post-lunch dip）的生理時鐘現象。是不是因為吃完午餐後血糖升高導致嗜睡，警覺度下降呢？其實不然，已有研究指出，「午餐後低落」可以排除午餐的影響，就算你沒有吃午餐，仍會在這個時間點出現一波警覺度的低點，此時注意力及警覺程度都下降，是適合午睡的時機。「午餐後低落」除了會減弱人體的警覺程度之外，也會使動作協調性下降，讓個體的反應時間拉長，因此可能導致工作表現變差，甚至發生工作意外。

2. 核心體溫

一樣從生理時鐘的角度來看，我們人體的內在核心體溫也有兩個低點，最低點常見於半夜（或指睡眠的中間時間，如圖中紅色箭頭）。很多人睡到半夜時覺得特別冷，這可能和核心體溫下降到低點有關。另一個低點則和「午餐後低落」的生理時鐘現象有關，在中午過後，你的核心體溫也微幅下降，就是適合休息的時間。

所以我們要不要午睡呢？答案是肯定的，我們很合適也需要。不論是從「警覺程度」及「核心體溫」來看，適合的午睡時間約是在中午過後。過去不少的科學研究也發現，適當少量且規律的午睡可以提高專注力、增強工作效能，並且減輕壓力感受。但要留意午睡的時間與午睡的量，才能幫助我們達到提神又好眠的效果。

午餐後低落重點

警覺程度

▲警覺最低點 ： 入睡前後
▲另一低點 ： 中午後

核心體溫

▲體溫最低點 ： 半夜
▲另一低點 ： 中午後

■ 午餐後低落重點整理

H3 如何強化恆定系統

運動與睡眠的關係

前面提到過，如果消耗了較多的能量，就會產生更多的腺苷及睡眠驅力，提醒人體及大腦要增加睡眠來補充能量，你便可以更快入睡，或是有更好的睡眠效率、更多的深層睡眠，以促進細胞修復和能量恢復。

除了白天減少休息以避免消耗睡眠需求，增加白天活動也是提高睡眠驅力的有效方法。適當的運動尤其關鍵，我們在臨床上常建議「運動333法則」（每週3次、每次30分鐘、心跳達到每分鐘130下），以累積理想的睡眠驅力。

運動有助於睡眠主要可以從三個角度來看：首先，運動是一種耗

能活動，活化肌肉，消耗體力及能量，加速腺苷生成，提高睡眠驅力，提醒大腦要迅速睡覺恢復能量。其次，運動引起的身體機能耗損需要透過睡眠來修復，尤其是深層睡眠，因此運動有助於慢波睡眠比例增加。再者，運動具有放鬆身心的效果，運動時神經會繃緊，提升交感神經的運作，而運動結束後副交感神經接手，讓你產生疲累卻放鬆的感覺。在激烈或長時間的運動中，為了避免身體疼痛或不適，大腦會分泌腦內啡（endorphin），這種物質能增加愉悅放鬆的感受。總體來說，不管是在身體與心理上，運動的放鬆和紓壓效果都有助於改善睡眠品質。

運動雖然有助於睡眠，但是建議最晚在睡前兩小時前做運動，因為運動會提高核心體溫、增加心跳、加快呼吸，讓肌肉處於緊繃狀態，類似於「戰逃反應」。因此在太接近睡覺的時間運動會讓我們保持清醒，身體在高漲的反應及情緒下會難以入睡。要從這種亢奮狀況中平靜下來，一般來說至少需要2小時，而越激烈的運動，所需時間越久。但恢復時間仍會因人而異；有些失眠者本身有焦慮的心理狀態，要花更長的時間才會感到放鬆和平靜。我們雖然建議失眠者養成運動習慣，但也都會提醒「避免在睡前2小時從事劇烈的運動」。

▎運動333，銀髮族5311

運動333法則

1. 每周三次，讓身體養成習慣。
2. 每次至少30分鐘。
3. 每次心跳超過每分鐘130下（註），才能消耗一定程度的

體力。

註：更精準的運動心跳速率計算公式：（220－年齡）×
60%~70%＝建議運動時達到的心跳數

如果覺得計算很麻煩，也有其他簡單的計算法：

- 年輕人運動時的心跳要比自身正常心跳數增加40下；
- 成人則要增加20至40下之間。

運動強度一定要根據個人體能調整。臨床上通常建議做有氧運動，像是快走、慢跑、游泳或是騎腳踏車等。如果負荷不了上述的運動量，單單走路也是很好的方式，重點在於速度要比平常散步稍快，感覺到心跳加速、微喘、流汗。最關鍵的並非速度，而是運動的持續時間，建議每次運動最好持續30分鐘以上。

65歲以上銀髮族 5311 法則

1. 每周5次，若可以天天運動更理想。
2. 每次至少30分鐘。
3. 每次心跳超過每分鐘110下，配合體力降低運動強度。

近年來不少有醫學研究指出，運動對於當天的睡眠改善並非立竿見影，尤其是針對原本沒有運動習慣的人。在比較不同研究的結果之後也發現，短期兩周運動對睡眠的幫助遠低於中長期（4到16周不等）的效果。

此外要強調的是，千萬不要因為晚上睡不好而取消白天原定的活動，尤其是可能會消耗體力的活動。減少這些活動不僅少了累積睡眠

驅力的機會，還可能因此增加了白天補眠的時間，進而影響到晚上睡眠驅力累積不足。如果可行，應該安排更多的白天活動，尤其是運動，讓身體累積更多睡眠驅力。

H4 規劃睡覺時間表，達到最佳睡眠效率

▋計算睡眠效率（sleep efficiency, SE）

失眠的主要症狀是難以入睡、半夜醒來時間較多，或是醒來後無法再次入睡。如果能把這個過程記錄下來，就可以知道整晚睡眠的樣貌。因此，使用睡眠日誌或其他方式記錄是治療的重要一步。從記錄中我們可以得知入睡所需時間、半夜醒來時間、睡眠總時數等數值，進而計算自己的睡眠效率，做為評估睡眠狀況的指標，這也是治療中規劃睡眠時間表的重要依據。

睡眠效率的計算公式如下：

睡眠效率計算

$$睡眠效率 = \frac{睡眠總時數（Total\ Sleep\ Time,\ TST）}{總躺床時間（Time\ in\ Bed,\ TIB）} \times 100\%$$

如果躺床10小時，花2小時入睡，半夜醒來也是2小時，實際睡眠總時數只有6個小時。睡眠效率計算：6小時／10小時X100％＝60％。

然而一般失眠者難以找出自己的「睡眠總時數」，因為半夜多次醒來的時間要排除在「睡眠總時數」之外。如果你是這種狀況，可以參考下圖找出「睡眠總時數」：

睡眠總時數＝總躺床時間─〔(入睡所需時間)＋(半夜醒來總時間)＋(早上賴床時間)〕

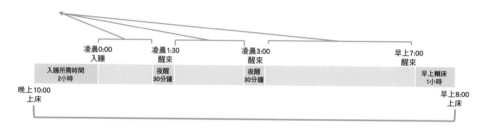

總躺床時間＝上床至起床時間
如圖：晚上10:00至隔天早上8:00，共10小時躺床

在睡眠醫學中，正常的睡眠效率標準為≧85％（年長者為≧80％），而良好的睡眠效率為90％。從這個公式來看，我們可以透過增加分子（睡眠總時數）或降低分母（總躺床時間）來提高睡眠效率。

▌ 設定符合年紀的睡眠時間及效率

　　不同年齡階段對睡眠的需求不同，睡眠效率和品質也會隨著年齡變化（見145-146頁表）。因此，首先要考慮符合自己年齡需求的睡眠時間，其次是維護相應年齡的睡眠效率和品質。

　　根據美國國家睡眠基金會在《睡眠健康》（Sleep Health）發表的數據，客觀的睡眠效率及品質可從入睡速度、連續睡眠時間來評估，並且定義「良好睡眠品質」應同時包括以下四點：

- 入睡耗時<30分鐘
- 半夜醒來≤1次
- 半夜醒來<20分鐘
- 睡眠效率≥85%（65歲以上老人為≥80%）

而「睡眠品質不好」的定義如下：

- 入睡耗時>45分鐘
- 半夜醒來≥4次
- 半夜醒來>40分鐘才能再入睡（65歲以上老人為>50分鐘）
- 睡眠效率≤74%

　　要達到「良好睡眠品質」需同時滿足上述4點，「睡眠品質不好」的標準較嚴格，只要符合其中任何一個條件即表示睡眠品質差。

H
恆定系統核心單元

▌ 方糖理論與睡眠限制法

　　臨床上不少個案處於睡眠效率不佳的惡性循環，這個慢性問題可以用方糖理論來解釋：

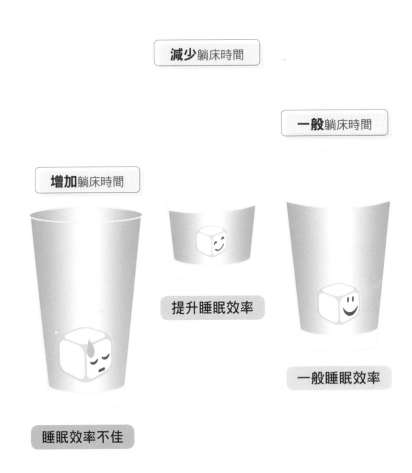

■ 方糖理論與睡眠效率

如左圖，將一顆方糖放入300毫升的水裡，可以調出一杯飽和的糖水。如果把水增加到450毫升，糖水的濃度就會變淡。

　　我們的睡眠需求量就像是方糖一樣固定，而躺在床上的時間就像是水，也是我們可以調整的因素。水變多了（躺床時間變長）就會稀釋糖水的濃度（睡眠效率）。

　　如果提早上床或是多躺一會兒賴床，就等同於增加水量，即使睡眠需求保持不變，睡眠效率反而會變得更差。這就像增加水量稀釋糖水的濃度一樣，會讓人感覺睡不好、睡不飽，導致白天精神不佳，需要過多午睡來休息充電，並且讓失眠的情況越補越大洞。要解決這樣的問題就要減少水量，提高糖水的濃度，也就是減少躺床的時間。這正是失眠認知行為治療中相當重要的「睡眠限制法」，透過科學方法增加躺在床上真正睡著時間的比率，提升失眠者的睡眠效率。

　　睡眠限制法有四個步驟：

　　步驟1：在執行前至少有一週的睡眠記錄。可參考本書提供的睡眠日誌，或用自己的睡眠作息相關記錄。

　　步驟2：從已有的睡眠記錄中計算出平均每晚睡眠總時數、總躺床時間，以及每晚睡眠效率。睡眠效率＝睡眠總時數／總躺床時間X100%

　　步驟3：每晚「平均睡眠總時數」做為下週每晚「可躺床的時間」。這部分要考慮的細節較多，若不確定可以如何安排，可以和失眠認知行為治療專業人員討論定出合適的下週每晚「可躺床的時間」。

　　步驟4：計算執行睡眠限制法一週後的睡眠效率。接下來的躺床時間調整原則為：

- 睡眠效率超過90%，下週躺床時間可增加15到30分鐘。
- 睡眠效率低於85%，下週躺床時間要縮短15到30分鐘。
- 睡眠效率介於85至90%間，下週躺床時間則延續原訂的躺床時間。

每一週都可依照步驟4的原則和計算，維持理想的睡眠效率，逐漸增加躺床時間到合適的睡眠量。

H5 如何調整失調的恆定系統

▎居家工作者

不少人因為防疫開始在家工作，甚至成為疫情平穩後的固定工作模式。這種新日常模式不僅節省了交通時間，也能增加工作效率。但是這樣的生活模式很容易對睡眠產生負面影響，特別有兩個原因會導致睡眠品質下降。

原因1：在家的時間增加，也增加休息、補眠的機會

在家工作或是減少出門的活動量減少，休息、補眠的時間可能隨之增加；缺乏活動加上白天休息時間增加，都可能導致睡眠債累積不足，使得夜晚的睡眠變短變淺、入睡困難，產生類似失眠的感覺。

解決辦法是維持足夠的睡眠驅力。建議長期居家工作者每天空出15-30分鐘做運動，以獲得基礎運動量，對於晚上的睡眠很有助益。可以挑選自己喜歡的運動，但要注意運動時間不宜太接近睡眠時間，最好提前至睡前至少2個小時完成。此外，雖然在家工作有彈性時間，午睡的可能也增加，建議限制午睡時間為30分鐘，而且要在睡前8小時之前完成，以避免白天休息時間過長或太接近晚上的休息時間，影響晚上的睡眠需求。

原因2：有機會補眠或減少外出，讓生理時鐘紊亂

長時間待在室內會因為缺乏足夠的日照而導致生理時鐘紊亂，分不清楚現在幾點。日照不足也容易造成生理時鐘的延遲，進而影響精神狀態和心情，形成惡性循環。

解決辦法是在起床後30分鐘內接受充足的光照至少15-30分鐘，以穩定生理時鐘的運作。這樣做有助於大腦調節褪黑激素分泌，進而影響睡眠和清醒的節律，褪黑激素增加時能促進睡眠，降低時會讓人慢慢醒來。褪黑激素分泌受到眼睛接收到的陽光刺激影響，大腦接收到光線訊息便會與外界對時。簡單來說，如果每天早上八點接收到陽光刺激，一個禮拜後，身體會有機會跟鬧鐘一樣準時在八點左右自動醒來，這就是太陽光照穩定生理時鐘的作用。

▎運動和勞動大不同

我們不只一次強調運動的重要性，因為運動不僅有助於減重、穩定情緒、提升生活品質，更重要的是可以改善睡眠。運動能在白天消耗體力，累積晚上對睡眠的需求，因此有助於改善入睡困擾，提高睡眠品質和深度。

但是在臨床上常聽到失眠者抱怨：「我明明已經動了一整天，晚上還是睡不著！」做了一整天的家事滿身是汗，或是工作一整天東奔西跑，這樣的運動量應該夠了吧？其實這些不是運動，只是勞動，勞動與運動在本質上有很大的不同。

從生理的角度來看，運動和勞動都有助於睡眠。從「能量保存原理」來看，一定程度的勞動可能和運動一樣，為身體帶來能量支出並產生腺苷。這時就需要休息與睡眠來降低能量支出，並透過睡眠來恢復身體的耗損與疲憊。因此，運動與一定程度的勞動都可能增加睡眠

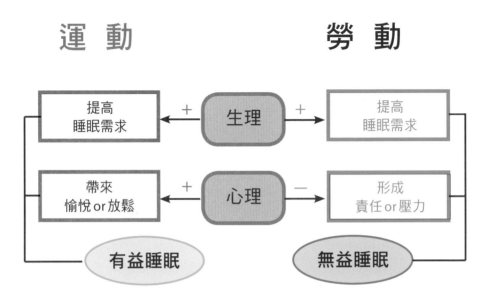

■ 運動與勞動對睡眠的影響比較

的需求。

　　從生理的角度來看，運動對情緒與睡眠有正面的影響。運動後的疼痛感引發乳酸大量堆積，乳酸傳導到中樞神經，刺激腦內啡（endorphin）分泌，讓人心情振奮愉快，進而達到放鬆紓壓的效果，對於睡眠很有幫助。

　　從心理角度來看，勞動壓力則可能會影響睡眠。你在拖地時會覺得放鬆和紓壓嗎？一定不是吧！這就是勞動與運動最大的不同。絕大多數的勞動都帶有責任，或是在壓力情況下勞動，例如工作、家事等。這些有壓力的勞動持續一段時間後，常常會導致更多的焦慮和不安情緒，使我們難以放鬆並且保持清醒。如果這樣的狀態持續到睡前（例如睡前還在做家事），便會干擾到晚上的睡眠。

轉念，把勞動變成運動

　　哈佛心理學家南格（Ellen J. Langer）在2007年針對84位在飯店工作的女性清潔員設計了一個有趣的實驗，透過心理學方法鼓勵他們把「上班打掃的勞動工作」轉念為「擁有足夠運動，也有健康的生活型態」。實驗結果發現，這樣的轉念使實驗組的清潔員的體重在4週內減少2磅，血壓也降低接近10%，身體的脂肪比率及身體質量指數（BMI）也都顯著低於對照組（維持往常的工作及心態）。雖然這個研究沒有測量睡眠相關的指標，但研究者提醒我們，透過轉換想法，或許可以把白天的勞動變成促進身心健康的活動。

H6 作業

練習時間：2至4周

恆定系統單元作業	第 1 周	第 2-4 周
規畫運動時間	運動 333 法則 □每周運動 __ 天 □每次運動時間長度 ___ 分 □運動方式： _____	持續練習及修正 □每周運動 __ 天 □每次運動時間長度 ___ 分 □運動方式： _____
小睡時間安排	小睡 38 法則 平日平均 □小睡時間點落在 □小睡長度：___ 分 假日平均 □小睡時間落在 □小睡長度 ___ 分	持續練習及修正 平日平均 □小睡時間點落在 □小睡長度：___ 分 假日平均 □小睡時間落在 □小睡長度 ___ 分
針對恆定系統的睡眠衛教執行計畫	先執行日常生活習慣 □運動 333 法則 □小睡 38 法則	再增加 2 項睡眠相關習慣 □避免過度躺床休息 □睡眠限制法

睡眠限制法

睡眠效率計算方式
如下：

睡眠總時數÷總
躺床時間X100%

睡眠總時數＝總躺
床時間一（入睡所
需時間＋和半夜醒
來總時間＋早上賴
床時間）

透過睡眠日誌找到基準

睡眠總時數：＿＿ 小時
總躺床時間：＿＿ 小時

睡眠效率：＿＿%

開 始 執 行，建 議 1-3 周
睡眠效率維持在 85-90%

第 1 周計畫的躺床時間
上床：＿＿＿＿＿
起床：＿＿＿＿＿
第 1 周執行的
睡眠效率：＿＿%

第 2 周計畫的躺床時間
上床：＿＿＿＿＿
起床：＿＿＿＿＿
第 2 周執行的
睡眠效率：＿＿%

第 3 周計畫的躺床時間
上床：＿＿＿＿＿
起床：＿＿＿＿＿
第 3 周執行的
睡眠效率：＿＿%

結語

　　若你依據我們的規畫，先透過分類單元的睡眠評估量表找出你的失眠類型，接著進入基礎單元學習行為睡眠醫學的核心知識，瞭解三大系統是如何運作並影響睡眠。然後照著客製化的閱讀順序，依不同組合瞭解「清醒系統」、「生理時鐘」及「恆定系統」三個神經生理機制，同時學習對睡眠有助益的失眠認知行為治療技巧，估計你會花6-8周的時間完成閱讀和作業，這個時間長度也是我們根據臨床經驗及科學實證所做的最適安排。

　　在臨床上，不論是一對一的心理治療，或是一對多的團體治療模式，處理失眠問題通常需要6-8周的時間。有研究指出，要有效透過失眠認知行為治療改善失眠問題，需要注意兩個關鍵：首先是執行時間，建議至少做4-6次的療程，且療程間隔約是1-2周，與前述提到的6-8周相近；第二個關鍵就是個案的配合程度，也可以說是回家作業的執行率，配合及執行程度越高，失眠的改善效果越理想。

　　因此在執行失眠認知行為治療初期，我們會提醒個案注意這兩個關鍵。一來為鼓勵個案提高動機及配合度，以促進治療效果，二來透過心理預期和暗示，讓個案「持之以恆」，理想而美好的睡眠就可能實現。正如同書中所述，失眠認知行為治療不僅能改善失眠問題，還能長期維持療效。對於有情緒困擾的個案，這種治療可能牽一髮而動全身，睡眠改善後也可能有機會突破情緒方面的問題。

　　除了期許大家可以「持之以恆」地執行書中提供的失眠認知行為治療技巧，同時要鼓勵大家「信任自己」，相信自己具備改善睡眠困

擾的能力與機會。最後分享一句古希臘哲學家赫拉克利特（Heraclitus）的話：「人不可能走相同的河兩次。」這句話的意思是，河流會隨著四季與時序的變化改變構成，已經不再是同一條河流了。這句話也適用於我們如何面對失眠問題。隨著時代變遷，人們的睡眠問題也會有所不同，因此我們需要不斷調整，追求最新、最符合現代人的睡眠管理之道。

除了河流不是相同的河流之外，我們更喜歡解讀為你自己也已經有所不同了。或許在接觸此書或是瞭解失眠認知行為治療之前，你已經嘗試過不少方法對抗睡眠問題，結果卻無效，且因此失去了信心。我們希望這本書可以帶給你全新的視野和認知，再次有系統且全面地處理你的睡眠問題。你已經是不同以往的你，就如同此書的架構一樣，在失眠認知行為治療法的概念下，嘗試用不同的架構及組合，帶大家找到適合自己的好眠方案。因此，我們邀請你「信任自己」，給自己一個機會，讓我們幫助你有效地改善睡眠，擁抱好夢，也擁有美好的生活。

國家圖書館出版品預行編目資料

身體喜歡你這樣睡：睡眠心理師為所有人打造的好眠方案/吳家碩, 楊建銘著. --
初版. -- 臺北市：商周出版：英屬蓋曼群島商家庭傳媒股份有限公司城邦分公
司發行, 2023.12

面；　公分. --(Live & learn ; 122)

ISBN 978-626-318-920-1 (平裝)

1.CST: 睡眠 2.CST: 健康法

411.77 　　　　　　　　　　　　　　　　　　112017738

身體喜歡你這樣睡：睡眠心理師為所有人打造的好眠方案

作　　　者／吳家碩、楊建銘
責 任 編 輯／余筱嵐

版　　　權／林易萱、吳亭儀
行 銷 業 務／林秀津、周佑潔、賴正祐
總　編　輯／程鳳儀
總　經　理／彭之琬
事業群總經理／黃淑貞
發　行　人／何飛鵬
法 律 顧 問／元禾法律事務所王子文律師
出　　　版／商周出版
　　　　　　115 台北市南港區昆陽街 16 號 4 樓
　　　　　　電話：(02) 25007008　傳真：(02)25007759
　　　　　　E-mail:bwp.service@cite.com.tw
發　　　行／英屬蓋曼群島商家庭傳媒股份有限公司城邦分公司
　　　　　　115台北市南港區昆陽街16號8樓
　　　　　　書虫客服服務專線：02-25007718；25007719
　　　　　　服務時間：週一至週五上午09:30-12:00；下午13:30-17:00
　　　　　　24小時傳真專線：02-25001990；25001991
　　　　　　劃撥帳號：19863813；戶名：書虫股份有限公司
　　　　　　讀者服務信箱：service@readingclub.com.tw
　　　　　　城邦讀書花園：www.cite.com.tw
香港發行所／城邦（香港）出版集團有限公司
　　　　　　香港九龍土瓜灣土瓜灣道86號順聯工業大廈6樓A室　E-mail: hkcite@biznetvigator.com
　　　　　　電話：(852) 25086231　傳真：(852) 25789337
馬新發行所／城邦（馬新）出版集團【Cite (M) Sdn Bhd】
　　　　　　41, Jalan Radin Anum, Bandar Baru Sri Petaling, 57000 Kuala Lumpur, Malaysia.
　　　　　　電話：(603) 90563833　傳真：(603) 90576622
　　　　　　Email: services@cite.my

封 面 設 計／陳文德
內 文 製 圖／張澄渝
排　　　版／芯澤有限公司
印　　　刷／韋懋實業有限公司
總　經　銷／聯合發行股份有限公司
　　　　　　電話：(02)2917-8022　傳真：(02)2911-0053
　　　　　　地址：新北市231新店區寶橋路235巷6弄6號2樓

■ 2023 年 12 月 19 日初版
■ 2024 年 8 月 8 日初版 2.1 刷
定價 450 元

Printed in Taiwan

城邦讀書花園
www.cite.com.tw

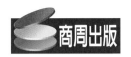

| 廣　告　回　函 |
| 北區郵政管理登記證 |
| 北臺字第000791號 |
| 郵資已付，免貼郵票 |

115　台北市南港區昆陽街16號8樓

英屬蓋曼群島商家庭傳媒股份有限公司城邦分公司　收

- -

請沿虛線對摺，謝謝！

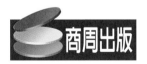

| 書號：BH6122　　書名：身體喜歡你這樣睡　　　編碼： |

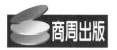

讀者回函卡

感謝您購買我們出版的書籍！請費心填寫此回函卡，我們將不定期寄上城邦集團最新的出版訊息。

線上版讀者回函卡

姓名：＿＿＿＿＿＿＿＿＿＿＿＿＿＿＿＿＿　性別：□男　□女

生日：西元＿＿＿＿＿＿年＿＿＿＿＿＿月＿＿＿＿＿＿日

地址：＿＿＿＿＿＿＿＿＿＿＿＿＿＿＿＿＿＿＿＿＿＿＿＿＿

聯絡電話：＿＿＿＿＿＿＿＿＿＿　傳真：＿＿＿＿＿＿＿＿＿

E-mail：

學歷：□ 1. 小學 □ 2. 國中 □ 3. 高中 □ 4. 大學 □ 5. 研究所以上

職業：□ 1. 學生 □ 2. 軍公教 □ 3. 服務 □ 4. 金融 □ 5. 製造 □ 6. 資訊

　　　□ 7. 傳播 □ 8. 自由業 □ 9. 農漁牧 □ 10. 家管 □ 11. 退休

　　　□ 12. 其他＿＿＿＿＿＿＿＿＿＿＿＿＿＿＿＿＿＿＿＿＿＿

您從何種方式得知本書消息？

　　　□ 1. 書店 □ 2. 網路 □ 3. 報紙 □ 4. 雜誌 □ 5. 廣播 □ 6. 電視

　　　□ 7. 親友推薦 □ 8. 其他＿＿＿＿＿＿＿＿＿＿＿＿＿＿＿＿

您通常以何種方式購書？

　　　□ 1. 書店 □ 2. 網路 □ 3. 傳真訂購 □ 4. 郵局劃撥 □ 5. 其他＿＿＿＿

您喜歡閱讀那些類別的書籍？

　　　□ 1. 財經商業 □ 2. 自然科學 □ 3. 歷史 □ 4. 法律 □ 5. 文學

　　　□ 6. 休閒旅遊 □ 7. 小說 □ 8. 人物傳記 □ 9. 生活、勵志 □ 10. 其他

對我們的建議：＿＿＿＿＿＿＿＿＿＿＿＿＿＿＿＿＿＿＿＿＿＿＿

＿＿＿＿＿＿＿＿＿＿＿＿＿＿＿＿＿＿＿＿＿＿＿＿＿＿＿＿＿

＿＿＿＿＿＿＿＿＿＿＿＿＿＿＿＿＿＿＿＿＿＿＿＿＿＿＿＿＿